婴幼儿养育照护指导用书

中国妇幼保健协会
婴幼儿养育照护专业委员会 组织编写

0～3岁婴幼儿养育照护
——专业指导

主　编　许培斌　王晓勤
副主编　童梅玲　汪　鸿
编　委　（按姓氏笔画排序）
王晓勤　闫　琦　许培斌　李　燕　汪　鸿
张　悦　张风华　易　彬　童梅玲

人民卫生出版社
·北　京·

图书在版编目（CIP）数据

0～3岁婴幼儿养育照护. 专业指导 / 许培斌，王晓勤主编. — 北京：人民卫生出版社，2025.5

ISBN 978-7-117-35749-4

Ⅰ. ①0… Ⅱ. ①许… ②王… Ⅲ. ①婴幼儿－哺育－基本知识 Ⅳ. ①TS976.31

中国国家版本馆 CIP 数据核字（2024）第 007120 号

人卫智网	www.ipmph.com	医学教育、学术、考试、健康，购书智慧智能综合服务平台
人卫官网	www.pmph.com	人卫官方资讯发布平台

0～3岁婴幼儿养育照护——专业指导

0～3 Sui Yingyou'er Yangyu Zhaohu ——Zhuanye Zhidao

主　　编：许培斌　王晓勤
出版发行：人民卫生出版社（中继线 010-59780011）
地　　址：北京市朝阳区潘家园南里 19 号
邮　　编：100021
E - mail：pmph @ pmph.com
购书热线：010-59787592　010-59787584　010-65264830
印　　刷：北京华联印刷有限公司
经　　销：新华书店
开　　本：787 × 1092　1/16　　印张：10
字　　数：143 千字
版　　次：2025 年 5 月第 1 版
印　　次：2025 年 6 月第 1 次印刷
标准书号：ISBN 978-7-117-35749-4
定　　价：48.00 元
打击盗版举报电话：010-59787491　E-mail：WQ @ pmph.com
质量问题联系电话：010-59787234　E-mail：zhiliang @ pmph.com
数字融合服务电话：4001118166　E-mail：zengzhi @ pmph.com

内容简介

本书从婴幼儿健康与发展的专业视角，结合养育照护专业服务的实际需要，在全面领会婴幼儿身心发展特点和规律基础上，重点阐述了针对0～3岁婴幼儿养育照护的专业服务实践中，如何开展对婴幼儿家庭和托育机构“育”的指导以及在妇幼保健等专业机构中如何开展“医”的服务。在“育”的指导方面，主要包含婴幼儿生活起居照料、安全健康保障及早期学习机会三大类实务与指导；在“医”的服务方面，主要针对医疗保健机构开展医育结合照护服务的主要内容、规范和流程等进行梳理和介绍，尤其是养育照护的评估、指导以及对照护相关问题的干预，旨在为妇幼保健等专业机构做好医育结合照护服务提供参考和指导。

前言

身心健康、潜能发展，是养育照护与儿童医疗保健共同的使命与担当。婴幼儿养育照护并非一件新鲜事物，自古有之，中外有之。近些年来国际上提出养育照护完整内涵并将养育照护作为医疗保健机构专业服务项目，此要求无论对婴幼儿家庭、托育机构还是对医疗保健机构来讲，都是新的面对与新的挑战。

2018 年，世界卫生组织等国际机构联合发布《养育照护促进儿童早期发展——助力儿童生存发展，改善健康，发掘潜能的指引框架》，提出了养育照护包括健康、营养、安全、回应性照护及早期学习机会五大领域。细数养育照护五大核心要素，都与婴幼儿的健康和发展息息相关。儿童医学从儿科临床到儿童保健再延伸到养育照护专业服务，是实现儿童生存、保护和发展的重要保障之举，也是践行大健康战略的智慧之举。医疗保健与养育照护两者相互融合，即做好医疗保健与家庭养育以及与托育机构养育照护的结合，亦为“医育结合”照护服务。在儿童生命早期提供高质量养育照护及指导和支持，是一种高效且具有良好成本效益的措施，是探索具有中国特色照护服务形式的具体体现，会让“医”和“育”在养育照护实践中相得益彰。反之，如果婴幼儿养育照护过程中所能获得的专业指导和卫生保健服务不足，则婴幼儿养育照护的质量会受到限制，婴幼儿的成长可能面临着更大的风险。

根据婴幼儿健康和发展状况，针对养育照护的具体实施，专业人员需要提供不同层级的专业服务。一是惠及所有家庭和婴幼儿的普遍性服务。为照护人提供养育照护知识技能的宣教与指导，它们更多是促进性的。例如，如何与婴幼儿有效互动，如何帮助婴幼儿发展各种能力，如何提供适宜的营养与喂养以保证婴幼儿营养均衡充足，以及在儿童发育进入特殊阶段时（如爬行阶段）如何预防伤害，等等。二是针对有专门需求的婴幼儿及其家庭提供个性化服务。当存在因养育照护不当或不足而导致婴幼儿出现相关问题时,包括睡眠、喂养、生长、发育和行为问题等,能够及早识别并积极干预,及时解决。三是适用于有特定需求的个人、家庭的特殊性服务,如出生时低体重或有比较严重的出生缺陷或发育障碍的儿童,以及母亲患有抑郁症的婴幼儿等。

针对婴幼儿家庭以及托育机构的照护指导服务需求,为切实担负起专业指导重任,履行好专业指导职能,相关专业人员对婴幼儿养育照护知识技能的学习和把握、实践经验的积累以及创新发展研究等,都需要得到提高和升华。

当下,在婴幼儿养育照护专业服务领域,国内还没有一套系统完整的专门针对医护专业人员开展婴幼儿照护服务的培训教材和指导用书。实际工作中,很多专业人士甚至认为养育照护是家庭和托育机构的事,医护人员处理好就诊相关问题即可。长期以来,儿科接诊中更注重对孩子问题的干预治疗,例如通过检查其营养指标,给予补充不足的营养素;通过发育评估,对孩子的语言落后进行专门干预训练……而对导致孩子表型的最主要的后天环境因素(即养育照护)往往多有忽视。这恐怕也是儿童保健领域一些比较简单的问题(如缺铁性贫血)至今仍有一定发病率的重要原因所在,也是社会上一些类似感觉统合训练机构大行其道的根源所在。对此,有国际权威研究指出,现在已到了卫生部门需要扩展卫生认识的时候,要超越预防和治疗疾病的范围,把促进婴幼儿养育照护纳入进来,这是实现人类自身潜力的一个关键因素。

本书包含了儿童医疗保健以及保育师、婴幼儿发展引导员等专业人员培训指导照护人所应该具备的主要知识技能,是专业人员自身学习、提升业务素养以及为 0~3 岁婴幼儿照护人提供培训的指导用书。本书的编撰及出版得到了国家卫生健康委员会人口监测与家庭发展司、中国妇幼保健协会及人民卫生出版社的大力支持,特此感谢!

许培斌　王晓勤
2024 年 12 月

目录

第一章

婴幼儿发展特征

导读 发展是个体成长和成熟的过程。婴幼儿自出生开始，其身体特征、心理过程与社会能力，都在不断地变化着，这种变化就意味着发展。养育照护促进婴幼儿发展，但养育照护需要在基于婴幼儿生理成熟度、符合其发展规律的基础上实施，并与婴幼儿发展过程中各个阶段的需求相衔接。因此，了解婴幼儿发展规律与需求，因“材”施“育”，是做好养育照护的根本前提。本章从婴幼儿发展主要内容、发展特征、达成机制及影响因素等几个方面对婴幼儿发展进行阐述，同时，参照国内外经典文献，对婴幼儿各月(年)龄段心智发育五个能区的发展进程进行归纳整理，旨在让读者全面了解婴幼儿发展的内涵与规律特点。

第一节　发展概述

一、主要内容

婴幼儿发展是儿童早期的一种生命现象。从生物进化史的角度来看，婴幼儿发展的本质是获得生存适应能力和潜能的表达。在儿童早期发展中，婴幼儿最先获得与生存有关的生物学能力，诸如视、听、触、嗅、味等基本生理学能力，在出生时就开始获得，在0～6月龄期间不断完善，这期间婴幼儿感知外部世界以及照护人，而坐、爬、站、行、跑、跳的能力在6～24月龄期间逐渐获得、完善，在感知觉和运动能力发展的同时，其情感、思维、语言、认知等心理行为能力也在同步发展。

归纳起来，婴幼儿需要获得生理和心理两大方面的发展。生理发展，也称作身体方面的发展，是指人类个体的身体形态及与之对应的生理功能的变化过程；心理发展是指个体基于脑神经的发育所发生的心理方面变化的过程，包括认知发展、情绪情感发展、语言发展、动作发展及社会性发展等。

（一）生理发展

1. **身体形态发展**　身体形态是指婴幼儿身体的外部形状变化及内脏器官的体积变化。婴幼儿常用的身体形态指标有身长、体重、头围、胸围和坐高等。其中，身长和体重是最基本的指标，不但测定简单，而且能较为准确地反映其身体形态发展状况。

（1）体重：为各器官、体液的总重量。体重易于测量，结果也比较准确，是最容易获得的反映婴幼儿生长与营养状况的指标。体重是反映婴幼儿生长发育最重要、最灵敏的指标，特别是对短期生长发育状况和营养状况较为准确。

（2）身长：是指头顶到足底的全身长度，是反映骨骼发育的重要指标。身长受种族和遗传影响较为明显，与长期营养状况及内分泌激素关系密切，受营养短期影响不显著。

（3）头围：是反映婴幼儿脑发育的一个重要指标。头围在出生后第1年增长最快，而脑发育则主要在出生后的前3年，到3岁时脑形态发育基本形成。

(4)胸围:是胸廓的最大围度,在一定程度上反映身体形态和呼吸器官的发育状况。营养状况差、缺乏身体活动以及疾病造成的胸廓畸形(如佝偻病等)均会影响胸围的增长。

(5)坐高:是头顶至坐骨结节的距离,代表头颅与脊柱的发育。儿童随年龄的增加下肢的增长速度不断加快,故坐高占身高的比率随年龄而降低,由出生时的约67%降至14岁时的约53%。此百分数显示了上下比例的改变,比坐高绝对值更有意义。

2. **生理功能发展** 是指人体及其各组成部分正常功能活动的发育情况,又叫生理成熟度。衡量生理功能发展指标常以身体各系统在生理功能上可测出的各种量度,例如,反映心血管系统功能的心率、脉搏和血压;反映呼吸系统功能的肺活量、呼吸频率;反映肌肉力量的握力、拉力、背肌力等,此外,还可检测血液中红细胞数和血红蛋白等指标。这些指标有助于对儿童生长发育状况进行全面评价。

婴幼儿最大的生理发育特点是处于迅速生长发育时期,新陈代谢旺盛,但各器官的发育不完善、功能不成熟。婴幼儿对热能和营养素的需求相对较成人大,但消化器官的功能发育不完善,若喂养不慎易引起消化功能紊乱和营养缺乏。由于代谢旺盛,身体组织需要更多的血液供应,只有增加心率来补充,因此小儿心率快,1岁以内为110~130次/分。婴幼儿由于肺容量小,只能依靠增加呼吸次数来满足需要,1岁以内每分钟呼吸约30次。

婴幼儿呼吸功能不成熟,易患呼吸道感染。婴幼儿肾脏贮备力差,排尿次数多,1岁内每天排尿14~16次。婴幼儿的免疫功能低下,防御机制差,因而易感染急性传染病,易引起食物过敏、中毒和感染。婴幼儿的另一生理特点是智能发育迅速,语言和运动能力不断加强,但识别危险能力不足,自我保护意识差,易发生各种意外伤害。

(二)心理发展

婴幼儿心理发展的基础在于神经系统发育,其内容包括各种心理现象,如认知过程、情绪和情感特点以及个性气质等方面。与心理现象密切相关的语言发展状况、动作和行为发展状况与婴幼儿心理发展相辅相成，作为衡量婴幼儿心理是否健康的指标，自然也应该充分反映这些内容与特点。见图 1-1。

- 心理发展
  - 心理现象
    - 认知过程，如感知觉、记忆、思维、注意
    - 情感、情绪
    - 个性特征，如气质、性格、自我意识
  - 语言发展—语言、言语、视听反应
  - 动作发展—粗大运动、精细动作
  - 行为发展—生理行为、心理行为

图 1-1　人的心理行为发展

1. **心理现象**

(1)认知过程：即人脑对信息加工的过程，主要包括感知觉、记忆、思维和注意等方面。一般来说成人是先获得认知而后产生行为，但对于婴幼儿而言是处于感知觉运动阶段，其认知特点主要依靠身体动作来感知和认识世界。所以，让婴幼儿从行为活动建立健康生活意识是一种科学方法。

(2)情感和情绪：情感是生活现象与人的心理体验相互作用所产生的感受，如喜爱、厌恶、美感等，情绪是情感的重要表达方式。婴幼儿情感和情绪的最大特点是容易受外在环境变化的影响，而不是被稳定的主观心态来左右。冲动、易变、外露，年龄越小越明显。婴幼儿的情感和情绪是激活心理活动和行为的驱动力。良好的情感和情绪体验会激发婴幼儿积极地探索欲望与行动力，寻求更多刺激，获得更多的经验。基于爱的情感会让孩子产生依恋、归属感和安全感。培养一个富有情感的孩子是养育照护的重要内容，而充满爱的养育过程是孩子情感形成的摇篮。

(3)个性特征：气质是个体特有的心理活动的动力特征。如新生儿的睡眠规律、活动水平、是否爱哭以及哭声大小等有明显的个体差异。婴幼儿对陌生人是接近还是回避，对入托新环境是否适应也各有不同。这些在婴幼儿早期

已经表现出来的个人特点就是气质。根据个体不同的表现特征，可以将其归纳分类为容易型、困难型、中间型和发动缓慢型等若干类型。气质只是表现个人特点，并无好坏之分。婴幼儿气质特征是儿童个性发展最原始的基础，其特点具有先天的性质，父母是无法选择的。但在气质基础上，儿童个性的形成受后天环境、教育条件的影响极大。充分了解婴儿的气质特征，并有针对性地采取良好的、适宜的环境刺激，施加相应的引导，会促进婴幼儿的良好个性特征发展。

2. **语言发展** 语言是人类特有的一种高级神经活动，是引导婴幼儿认识世界的基本手段之一。它不是与生俱来的，而是后天习得的。0～3岁婴幼儿阶段是语言发展的早期阶段，大体分为以下两个时期：即0～1岁为语言的发生期，包括牙牙学语、开始懂得别人说的和自己学说三个阶段；1～3岁为语言的初步发展期，包括词汇的发展、句式发展和口语的表达能力三个阶段。

婴幼儿语言的发展，除与大脑发育密切相关外，还需有正常的听觉和发音器官。环境单调，接触的人寡言少语，孩子说话就迟；也有极少数孩子智力不落后，但语言发展迟缓，甚至有迟至2～3岁才开始正常说话的，这种情况一般有家族史。家长若发现宝宝的语言发育落后，应及时带孩子去医院检查。

3. **动作发展** 动作是指在一定的时空范围，身体肌肉、骨骼、关节的协同活动模式。运动则是由一系列手、脚和躯体的基本动作构成的技能。婴幼儿动作包括躯体大动作和手指精细动作。动作发育与脑的形态、功能发育部位、神经纤维髓鞘化的时间与程度有关。婴儿抬头、翻身、爬行、走等运动发育与自上而下、由近至远的脊髓髓鞘化有关，而精细运动发展与上肢正中神经、尺神经、桡神经自上而下的髓鞘化进程关系密切，从上臂粗大活动逐渐向下发展至手部的精细运动功能。婴幼儿出生后的第一年是动作能力发展最迅速的时期。其发展遵循如下规律。

(1)从整体动作到分化动作：最初的动作常常是全身的、笼统的、弥漫性的，以后才逐渐形成局部的、准确的、专门化的动作。

(2)从上部动作到下部动作：如果让婴幼儿俯卧在平台上，其首先出现的动作是抬头，而后逐步发展到俯撑、翻身、坐、爬、站立、行走。

(3)从大肌肉动作到小肌肉动作：首先是头部、躯体、双臂、双腿的动作，而后才是灵巧的手部小肌肉动作以及准确的视觉动作等。

4. **行为发展** 行为是人在主、客观因素影响下为达成一定目的所产生的外显与内隐活动。婴幼儿的行为发展可从两个方面来考虑：一是满足生理需要的行为，如饮食、睡眠、卫生等；二是满足心理需要的行为，如动作、语言、表情、神态等。婴幼儿行为的发展，总的来说有以下几个特点。

(1)起主导的行为是生活习惯性行为，且具有很大的具体性、情绪性和受暗示性。

(2)总的趋势是活动能力增强，独立性增强，依赖逐渐减弱。

(3)个体差异。婴幼儿的行为发展多是父母有意无意地对其进行指导的结果，家庭和父母情况不一，导致孩子行为也是有差异的。

(三)社会能力发展

社会能力包括社会适应能力和人际交流能力以及自信心、责任心、主动性、创造力的发育等。社会能力将决定一个人在未来社会中的表现和作为，是体现一个人素质的重要内涵。婴幼儿一些基本能力的获得，如进食能力、活动能力、认知能力、生活能力、交流能力等是促进社会能力发展的基础。

社会适应能力和人际交往关系的发展，通常经历了亲子关系—玩伴关系—群体关系。0～3岁婴幼儿人际交往关系主要以前两种为主，其中0～1岁主要是亲子关系，即婴儿同父母等照护人的交往关系。体肤接触、感情展示、眼神交流、行为表现、言语互动，这些都会对婴儿的成长产生深刻的影响。人一生中的亲子关系的好坏取决于亲子互动是否成功，同时人一生的幸福指数高低也与亲子关系的和谐程度成正比。1岁以后动作、言语能力发展，活动范围扩大，开始表现出强烈追求小伙伴的愿望。玩伴交往关系在人的一生中作用至关重要，它不排斥亲子关系，也不能由亲子关系代替。一个人没有玩伴或者朋友，就不会有健康的心灵。3岁以前建立的玩伴关系，常常是一对一的活动，要建立群体的玩伴交往关系还有一定困难。

二、基本特征

(一)整体性

婴幼儿发展是一个复杂的变化过程,这种变化不仅表现在身高、体重增加,还表现为全身各个器官逐渐分化,功能逐渐成熟。婴幼儿发展的形态增长与功能发育常常又是同时进行的,如随着大脑体积的增大、重量的增加伴随大脑皮质的记忆、思维、分析等功能也在不断发展和完善。

(二)程序性

婴幼儿发展的程序性表现为既有阶段性又有连续性。婴幼儿发展是有阶段的,每一个阶段都有其独有的特点。但是,各阶段又是联系的,相互衔接,不能跨越。前一阶段的发展为后一阶段奠定必要的基础,任何一个阶段的发育受到阻碍,都会对后一阶段的发育产生不良影响。婴幼儿先学会抬起头来,再学会坐、学会站,然后才能学会走,这些动作的产生是有时间顺序的,不能违背这一顺序来“发展”孩子的动作,否则会影响婴幼儿的正常生长发育。

(三)差异性

发展有其一般的规律,但每个儿童又有自身的特点。由于先天遗传以及后天环境条件的不同,个体在整个生长时期都存在着一定的差异,呈现出早晚、高矮、胖瘦、快慢等的不同。先天因素决定发展的可能性,后天环境条件为发展提供了现实性。照护者应当为婴幼儿积极创造良好的后天环境条件,充分发挥每个儿童的遗传潜力,使他们尽可能发育到他们可能达到的水平。

(四)关联性

人体是一个完整的统一体,各系统发育速度与同月(年)龄段体格生长速度是相关的,某一系统器官的发育可以促进其他系统器官的发育;反之,会阻碍其他系统器官的发育。例如,循环系统发育的好坏直接关系到神经系统、运动系统的发育情况。婴幼儿生理和心理的发育也是相互关联的,一切生理的发育是心理发育的基础,而心理的发育也影响着生理的发育。例如,婴幼儿身体某一器官发育如果有缺陷,容易引起心理上的过分自卑、过分敏感等心理疾病;心理上过分焦虑也会影响其身体的发育。

三、达成机制和影响因素

（一）达成机制

科学研究表明，婴幼儿发展是综合遗传和环境因素的程序化的过程，使机体内部各个部分形成互相联系的复杂系统，从而形成全部的生命功能和表征。这一理论体现了遗传和环境的统一。新生儿出生以后，个体的发育继续经历着编程的过程，特别是在儿童早期即婴幼儿期，在大脑的发育、神经内分泌系统和代谢过程的发育方面表现得尤为明显。这些编程的过程也持续受到遗传和环境因素的影响，包括生活方式和行为的影响，例如：饮食行为对消化功能和代谢方式的影响、运动对体格发育的影响、母语对语言发育的影响、养育关系对心理行为发育的影响，等等。这种影响可以一直持续到成年期，成为成人疾病儿童期预防的理论依据。因此，专业工作者在面对儿童的各种表型中，既要意识到儿童自身因素即遗传基因的固有影响，又要考量环境因素尤其是养育照护的促进作用以及不当照护而导致的儿童发育发展问题。

（二）影响因素

婴幼儿发展受到多种因素的影响，概括起来包括先天遗传因素和后天环境因素。遗传因素决定了发展的可能性，即决定了发展的潜力或最大限度；环境因素则在不同程度上影响遗传因素所赋予的生长潜力的发挥，最后决定发育的速度及可能达到的程度，也就是说，它决定了发展的现实性。

1. **遗传因素**　婴幼儿发展的特征、潜力、趋向、限度等都受父母双方遗传因素的影响。父母的遗传因素不仅能预示子女的身高、体重，甚至决定子女的体型，并且在很大程度上还影响子女生理功能和心理行为的发育。例如，在美国洛杉矶长大的日本儿童，生活环境与美国白种人相近，但其腿长却低于同等身高的白种人儿童，而和日本本土长大的儿童相似。这说明体型发育主要受种族遗传影响。遗传制约着婴幼儿身心发展的过程和阶段，为婴幼儿发展提供了可能性和前提条件。同时，遗传也是构成个体差异的重要因素，但遗传不能决定发展的现实性。

2. **环境因素**　是指围绕在人们周围并对人的生存和生活发生作用的因

素，主要包括物质环境和精神环境两个方面。环境使遗传提供的发展可能性变成现实，环境决定人的身心发展方向、水平、速度和个别差异。

婴幼儿最直接的环境因素是所获得的养育照护。健康、营养、早期刺激、学习机会、关爱和保护，这些都属于养育照护的重要组成要素。养育照护促进婴幼儿身体及大脑结构和功能的发育，从而改善儿童的健康、生长和发育。儿童早期成长中缺乏相应要素，会导致认知、语言、社会心理等方面发展的落后，进而影响儿童在未来的整体表现。

在讨论环境因素对婴幼儿发展的影响时要认识到，环境的决定作用是通过人的内部因素实现的，即婴幼儿在接受环境影响和作用时，也不是消极的、被动的，而是具有积极主动改变心理成长路线的自我性。因此，尽管婴幼儿需要养育照护，但养育照护并不意味着照护人包揽婴幼儿日常生活的所有，婴幼儿也不仅仅是被动地接受。婴幼儿是积极主动的学习者和实践者，对成人提供的环境和刺激会作出不同的反应。同样的环境对于不同的婴幼儿可能产生不同的影响，婴幼儿对外部世界的认知最终要内化为个人的经验和行为才有意义。缺少主观能动性这一决定因素，遗传和环境的影响作用均不能有效实现。主观能动性是推动婴幼儿身心发展的动力，个体的实践活动才是其发展的决定性因素。

四、重要意义

3 岁前被认为是人生命中最为重要的一个阶段，婴幼儿的发展是为人的健康和福祉奠定基础的机会之窗，它决定着人一生当中的健康质量、福祉、学习和行为，它产生的影响将持续一生，并延续到下一代。

婴幼儿阶段是一个既存在很大机遇又对负面影响具有很大脆弱性的时期，也是利用发展力量来预防或者最大限度地减少残疾及潜在继发病症的独特阶段。从个体层面看，自母亲受孕开始至儿童期，各年龄阶段的经历都会对儿童大脑神经回路的重塑及其他各器官生物学功能的完善产生重要影响；从国家及全球层面看，以婴幼儿为核心的儿童早期发展直接关系到国家经济发展，并且最终影响全人类发展。

3 岁前婴幼儿的养育照护，作为婴幼儿最直接、最重要的后天环境，不仅决定着婴幼儿当下健康与成长状况，也影响着未来的生活与福祉，事关人一生的健康与发展，事关家庭兴旺和国家昌盛。反之，养育照护不当或缺失，可对儿童潜能发挥产生负面影响，甚至使得某些能力缺失。

综上所述，婴幼儿的发展是以个体的生物遗传物质为基础、蕴含于婴幼儿主体活动之中，是其生理成熟与社会环境条件相互作用的过程，不是单一的生理成熟过程。婴幼儿发展不等同于婴幼儿学习或接受教育的过程。实现发展是婴幼儿的基本权利。

第二节 发展进程

一、发展进程含义

良好的潜能发展是婴幼儿健康的重要标志，这种“发展”是有一定规律的，既是连续的，又有阶段性，同时具有稳定性和可塑性。在不同年龄阶段，有着不同的发育标志。我们可以通过观察、分析这些标志，一方面了解婴幼儿身心发展的现状及是否在正常范围内，发现偏离及时予以纠正；另一方面适时提供适宜的预见性指导，让婴幼儿潜能得到更好的发展。需要指出的是，发展进程受多种因素（遗传、环境、学习机会等）的影响，又有明显的个体差异，例如，有的婴幼儿说话早，有的婴幼儿在该爬的时候还不会爬，其实在一定范围内这也是正常的情况。当然，如果感觉或发现婴幼儿在某方面的发展明显落后了，必须及时查明原因，并及时采取干预措施。婴幼儿的早期发育有极大的可塑性，同时也极易受损伤，发育异常发现得越早，治疗越及时，康复的可能性就越大。

发展进程提示了特定时间段内的婴幼儿在身体、心理各个领域的发展预期。发展进程是随着婴幼儿生理成熟度的发展按可预测的顺序进展的，在一定范围内，每个婴幼儿在以不同的速度发育，照护者需要提供婴幼儿实现发育进程的机会和支持条件，但前提是要熟悉不同月龄段婴幼儿的发展进程，或称作里程碑发育，适时提供具有预见性的指导和帮助。

本进程主要涉及婴幼儿心智发育五个能区，其中大运动能区指身体的姿势、头的平衡，以及坐、爬、立、走、跑、跳的能力；精细动作能区指使用手指的活动能力；语言能区指理解语言和表达语言的能力；应人应物能区指婴幼儿对其周围自然环境和社会需要作出反应和适应的能力；社会行为能区指对周围人们的交往能力和生活自理能力。

二、发展进程一览

（一）新生儿

1. **大运动** 俯卧头部翘动；坐起头竖直片刻。
2. **精细动作** 触碰手掌紧握拳；手的自然状态。
3. **语言** 自发细小喉音；听声音有反应。
4. **应人应物** 目光能追随距眼睛 20cm 左右的物体；看黑白靶。
5. **社会行为** 会微笑；眼睛会跟随走动的人。

（二）1～3 月龄

1. **大运动** 俯卧时能抬头；抱坐时头较稳定。
2. **精细动作** 拇指轻扣可分开；能把手放进嘴里；两手能搭在一起。
3. **语言** 发“a”“o”“e”等母音，能以不同的哭声表达不同的需要。
4. **应人应物** 眼睛盯着东西看；眼睛跟着红球移动。
5. **社会行为** 会笑出声，会叫；喜欢看妈妈的脸，看到妈妈就高兴。

（三）4～6 月龄

1. **大运动** 能翻身，靠着东西能坐或能独坐。
2. **精细动作** 会紧握铃铛，学着主动拿玩具，拿着东西就放嘴里咬。
3. **语言** 会大声笑，对人及物发声，喜欢别人跟他说话。
4. **应人应物** 喜欢看颜色鲜艳的东西，会盯着移动的物体看。

5. **社会行为** 开始认生，认识亲近的人；喜欢与大人玩“藏猫猫”游戏。

（四）7～9月龄

1. **大运动** 能自己坐，学会爬，扶着大人或床沿能站立，或能扶走几步。

2. **精细动作** 能用一个玩具敲打另一个玩具；能用手抓东西吃，能用拇指、食指捏起细小物品。

3. **语言** 能发出“baba”“mama”等音但无所指。

4. **应人应物** 能听懂大人的一些话，如听到“爸爸”这个词时能把头转向爸爸。

5. **社会行为** 学会欢迎、再见等手势，学拍手，能按大人的指令用手指出灯、门等常见物品等。

（五）10～12月龄

1. **大运动** 能熟练地爬；扶着家具或别的东西能走；能滚皮球。

2. **精细动作** 学搭1～2块积木；试把小丸投小瓶。

3. **语言** 能模仿叫“爸爸”“妈妈”；懂得“不”。

4. **应人应物** 能配合大人穿脱衣服；理解一些简单的指令，如拍手和“再见”；喜欢反复拾起东西再扔掉。

5. **社会行为** 会用面部表情、手势、单字与大人交流，会随着音乐做动作；按指令取东西。

（六）1～1.5岁

1. **大运动** 能独站、独走、蹲下再起来，会抬一只脚做踢的动作；走路时能推、拉或者搬运玩具。

2. **精细动作** 能堆起2～3块积木；学会自己用杯子喝水，用勺吃饭；能从杯子中取出或放进小玩具。

3. **语言** 能听懂和理解一些话，能说出自己的名字；能用一两个字表达自己的意愿；能有意识地叫“爸爸”“妈妈”。

4. **应人应物** 喜欢听儿歌、故事，能指出书上相应的东西；能听大人的指令，能辨别家人的称谓和家庭里熟悉的东西；能指出身体的各个部位。

5. **社会行为** 能短时间和小朋友一起玩；穿衣知配合，会脱袜子。

（七）1.5～2岁

1. **大运动** 能向后退着走；能扶栏杆上下楼梯；在大人帮助下，能自己用勺吃饭；能踢球、扔球。

2. **精细动作** 喜爱手指游戏；试图拉开和闭合普通的拉链；模仿折纸，能试图堆4～6块积木。

3. **语言** 能手口一致说出身体各部位的名称；会说3个字的短句。

4. **应人应物** 能认识2种颜色，能认识简单形状，如圆、方块、三角等；能自己洗手；喜欢看书，学着大人的样子翻书；喜欢玩沙、玩水。

5. **社会行为** 能主动表示想大、小便；知道并运用自己的名字，如"宝宝要"；模仿做家务，如给干活的大人拿个小凳子，大人做面食时跟着捏。

（八）2～3岁

1. **大运动** 能两脚并跳；能爬攀登架；能独自绕过障碍物（如门槛）；能自己上、下楼梯；会骑三轮车。

2. **精细动作** 能用手指捏细小的物体，能解开和扣上衣服上的大纽扣，会折纸、洗手会擦干；会拧开或拧紧盖子；能握住大的蜡笔在大纸上涂鸦。

3. **语言** 能说出6～10个字的句子，能比较准确地使用"你""我""他"；能说自己的名字。

4. **应人应物** 脾气不稳定，没有耐心，很难等待或者轮流做事；喜欢有人给他念书、说出图画书上东西的名称；熟悉主要交通工具及常见动物。

5. **社会行为** 会打招呼；喜欢"帮忙"做家务；爱模仿生活中的活动，如喂玩具娃娃吃饭；喜欢和别的孩子一起玩，相互模仿言行。

第二章
婴幼儿养育照护

导读 婴幼儿基于先天基因所构建的发展蓝图，会呈现一种程序化身体形态和生理功能的发展。但这种程序化发展也并非天生必然，还需要获得与其相适宜的后天环境和条件，其固有的发展蓝图和潜能才能得到更好地呈现。基于数十年儿童早期发展研究结论，2018年，世界卫生组织、联合国儿童基金会等国际权威机构提出了以"健康、营养、安全、回应性照护和早期学习机会"五大要素为核心的婴幼儿养育照护及其服务框架，即保障和促进婴幼儿健康成长的后天环境和条件。归纳起来，该五大要素涉及日常生活照料、安全健康保障和早期学习机会三大领域。婴幼儿养育照护的实施，就是在充分了解和尊重婴幼儿发展规律和发展进程的基础上，根据婴幼儿身心发展需求，做好日常生活(进食、睡觉、活动、如厕、盥洗等)照料，积极预防各种疾病及伤害，以保障安全健康；同时在照护各个环节中提供各种早期学习机会，让婴幼儿探索、体验和互动，促进婴幼儿各种潜能更加充分地表达和发挥。本章对婴幼儿成长过程中需要获得的三个方面的环境和条件进行分别阐述，为专业指导提供参考。

第一节　生活起居照料

提供关爱并适合婴幼儿发展需求的日常生活照护，保障充足的营养，引导其身体活动，养成良好的睡眠习惯，是养育照护的基本之道。

一、一日生活安排

婴幼儿生活的每一天，必然要经历进食、玩耍、活动、睡眠以及排便、盥洗等生活内容，这既是成长中的婴幼儿健康和发展的内在需要，也是照护人实施养育照护的具体内容。婴幼儿时期，机体内生理节律的调节机制尚未完全形成，需要根据婴幼儿的生活特点，将婴幼儿生活中的内容在时间上、顺序上科学合理地规划，形成饥饱、醒睡、活动、进食、排泄等的节律及秩序性，持之以恒，养成习惯。此有利于激发婴幼儿积极情绪、增进健康、促进生长发育。

（一）基本原则

1. **符合婴幼儿生理发展特点**　不同月（年）龄段的婴幼儿，生理功能有其自身的特点和规律。较小月龄者，神经系统的发育尚未完善，很容易疲劳，因此需要较多的“静止时间”，特别是睡眠。随着婴幼儿大脑皮层功能的不断完善，婴幼儿对睡眠的时间需求减少了，但活动的需求就提高了。在饮食方面，当有饥饿感时，婴幼儿的大脑皮层就会发出信号，这时，肠胃的消化液开始分泌，消化系统做好了接受食物消化的准备。保证婴幼儿每天在同一时间进食，就能使其肠胃功能得到较好的保护和合理的使用。

2. **对应婴幼儿身心发展需要**　婴幼儿的日常生活有些是生理性的需要，如睡眠、进食等；有些是心理发展的需要，如语言、动作等；还有些是社会性发展的需要，如与人交往等。婴幼儿必须在所有这些需要得到满足以后，才会得到发展。这些活动都需要一定的时间，各月（年）龄段婴幼儿需要花费的精力要求各有不同。

3. **动静交替，室内外结合**　保证不同性质的活动要交替进行，如婴幼儿需要玩一会儿，休息一会儿；看一会儿，听一会儿；室内活动一段时间，还要去户外活动一会儿；既要有个体活动时间，又要有群体活动时间，等等。这主要是因为婴幼儿大脑活动的特点以及身体其他组织与器官发育还未完全成熟，容易疲劳，需要轮流休息与活动。

4. **坚持执行，灵活调整** 婴幼儿的基本活动规律一旦形成，在相当一段时期内就应按此规律坚持进行。但婴幼儿的发育很快，特别是第一年，其活动内容、活动形式以及各项活动的持续时间和间隔长短都会发生很大的变化，所以对一日生活的安排要按需进行修改和调整。另外，还要随时根据婴幼儿的身体状况、季节的交替、气候的变化作出适当的调整，以充分符合婴幼儿的身心发展规律。

（二）合理安排

1. **时间分配** 在婴幼儿一日生活构成中，喂养 / 进食、活动玩耍以及睡眠占据了其全天 24 小时的绝大多数时间。如果这三件事情在婴幼儿一天的生活中自然顺畅，就意味着婴幼儿有了规律的基本生活作息。下表是根据不同月（年）龄段婴幼儿生理需求，所列出的进食、活动及睡眠在一天的参考时间分配（表 2-1）。

表 2-1 婴幼儿每日作息时间分配

月（年）龄	睡眠次数	白天睡眠时间 / 小时	夜间睡眠时间 / 小时	总睡眠时长 / 小时	活动时间 / 小时	喂养 / 进食	
						次数	间隔 / 小时
2 ~ 6 月龄	3 ~ 4	4 ~ 6	10 ~ 12	14 ~ 18	1.5 ~ 2	7 ~ 8	2 ~ 3
7 ~ 12 月龄	2 ~ 3	3 ~ 4	10 ~ 11	13 ~ 15	2 ~ 3	5 ~ 6	3 ~ 4
1 ~ 3 岁	1 ~ 2	2 ~ 3	10	12 ~ 13	3 ~ 4	3 ~ 4	4

需要指出的是，宝宝出生后约 2 个月内，还未形成睡眠昼夜节律，睡眠缺乏规律。这时宝宝每天除了哺乳与活动所占的 6 ~ 8 小时外，其余时间均处在睡眠状态，并分布于全天的 24 小时内。

2. **内容涵盖** 一般婴幼儿的日常生活内容包括喂养 / 进食，排泄 / 换尿布,室内和室外游戏活动以及睡觉 / 休息等,可以分为常规生活和玩耍游戏两大类。常规生活包括进食、睡眠、洗漱、大小便等;玩耍游戏包括大小运动、语言认知以及社会交往的体验探索等。此外,一些特定活动,如接种疫苗、常规儿童保健、疾病就诊等健康保障活动以及外出旅行等临时性活动也是日常生活需要计划的重要内容。

3. **作息举例** 提供一个相对固定而有弹性的作息,对婴幼儿来说是十分重要的。每日的例行生活与活动可提升婴幼儿对环境的信任感与安全感,同时应在这些活动中保持一种缓和而不急促的步调,当然,也不应该让婴幼儿做无谓的等待。此外,在保证安定感的同时,作息也应有弹性。在一天当中,要有允许婴幼儿自由选择及做决定的活动。对于年龄较小的婴幼儿,有些活动是可以一直重复甚至成为每天的例行活动的。照护人可以利用一些日常生活必须做的事为基础,来设计作息表,让婴幼儿们很容易记得下一步该做什么事。同时,依据婴幼儿的生理状况将动态与静态的活动均衡地分布在一天之中。举例如下,见表 2-2。

表 2-2 7 ~ 12 月龄婴儿的一日生活安排参考

时间	生活安排
07:00—07:30	起床、喂哺 1
07:30—08:30	室内活动 1
08:30—10:00	睡眠 1
10:00—10:30	喂哺 2
10:30—12:00	室内活动(大小运动等)或户外活动 2
12:00—12:30	添加辅食 1
12:30—14:00	睡眠 2
14:00—14:30	喂哺 3
14:30—16:00	室内活动或户外活动 3
16:00—17:00	睡眠 3
17:00—17:30	添加辅食 2

续表

时间	生活安排
17:30—18:30	室内活动 4
18:30—19:00	盥洗 1
19:00—19:30	喂养 4
20:00—24:00	睡眠 4
24:00—次日 0:30	喂 1 次夜奶或断夜奶
0:30—次日	继续睡眠

注：此月龄段宝宝大、小便通过尿不湿完成。

二、喂养与进食

充足的营养和适宜的喂养与进食是保证婴幼儿体格生长、大脑与认知功能发育的首要需求，对促进婴幼儿健康、预防身心疾病、保障潜能发展有重要意义。当前，随着我国社会经济的发展，人民生活水平的提高，儿童营养条件大为改善，更应注意均衡营养和良好进食习惯的养成。

（一）照护要点

1. **母孕期营养** 母孕期营养关乎胎儿营养与发育。孕早期膳食应富含营养、清淡易消化。孕早期孕吐较明显或食欲不佳者，首选易消化的粮谷类食物，每天摄取至少 130g 碳水化合物。除常吃含丰富叶酸的食物外，还应每天补充叶酸 0.4mg，戒烟、酒。孕中、晚期及哺乳期适当增加鱼、禽、蛋、瘦肉和海产品的摄入，增加优质蛋白。除选用碘盐外，每周还应摄入 1 次或 2 次含碘丰富的海产品。深海鱼类含有丰富的 ω-3 脂肪酸，对胎儿脑和视网膜功能发育有益，每周最好食用 2次或 3 次。适当增加乳类，建议每日至少摄入 250mL 奶并补充钙剂，元素钙的每日摄入量建议达到 1 000 ~ 1 200mg。多进食含铁丰富的食物，每天较孕前增加 20 ~ 50g 红肉，每周吃 1 次或 2 次猪肝或猪血等动物内脏，每日补充 30 ~ 60mg 元素铁。整个孕期定期监测体重，坚持适量的身体活动，保证孕期体重适宜增长。

2. **母乳与配方奶喂养** 母乳是 6 月龄之内婴儿最理想的天然食物，能提供婴儿生长发育所需的几乎所有营养素；母乳含有许多具有重要功能的生物活性物质，包括免疫活性物质，还能完美地适应新生儿尚未成熟的消化能力，并促进身体器官发育及功能成熟。新生儿出生后应立即开始母婴皮肤接触，尽早母乳喂养。第一次哺乳应在产房开始，让婴儿勤吸吮，帮助婴儿建立良好的乳房含接和有效吸吮。每侧乳头每隔2～3小时吸吮1次，小婴儿每天吸吮不少于8次。出生后6月龄内应保证纯母乳喂养，除维生素滴剂或必要的糖浆、药物外，不添加水和其他任何食物。母婴分离时，应挤出母乳喂养婴儿。特别鼓励母乳喂养早产儿和低出生体重儿。要关心哺乳期母亲的身心健康，保证母亲愉悦的心情、充足的休息和良好的营养，以保证良好的母乳喂养。

如果母乳确实分泌不足或因婴儿、母亲疾病原因不适宜母乳喂养，需要为婴儿选择合适的母乳替代品。无特殊需求的婴儿可以选择普通婴儿配方奶粉。特殊状态或疾病情况的婴儿应在医生指导下选用特殊婴儿配方奶粉。适度水解蛋白配方奶粉可以用于有牛奶蛋白过敏风险的婴儿，深度水解蛋白配方奶粉和氨基酸配方粉可用于牛奶蛋白过敏比较严重的婴儿。无乳糖或低乳糖配方奶粉可以用于原发性或继发性乳糖不耐受的婴儿。早产儿可根据其出生体重、胎龄、喂养状况、生长、有无并发症等将营养风险的程度分为高危、中危、低危三类，高危和中危早产儿可以使用早产儿配方奶粉或者母乳强化剂进行强化喂养，并根据早产儿追赶生长情况进行随访和调整。

3. **辅食添加与营养素补充**　婴儿出生6月龄后，纯母乳喂养已难以满足婴幼儿的生长发育需求。同时婴儿的味觉发育、口腔功能、消化道趋于成熟，神经心理发育，处于能够接受辅助食品的关键期，因此一般建议满6月龄开始引入辅助食品。但是在特殊情况下，如果母乳已经不能满足婴儿的需求，婴儿体重增加不理想；或者婴儿有进食欲望，婴儿口咽已经能够安全地吞咽辅食，可以在医生指导下适当提前添加辅食，但不应早于4个月。

辅助食品是指除母乳和/或配方奶以外的其他各种性状的食物。婴幼儿辅食一般包括四大类常见食物。

(1)谷物、根茎类：面粉、大米、小米、红薯、土豆等。

(2) 蔬菜、水果类：如胡萝卜、南瓜、小油菜、娃娃菜、西蓝花、甘蓝以及苹果、梨、芒果、蜜橘等。

(3) 肉、禽、鱼、蛋类：畜肉、禽类、鱼类、动物内脏以及鸡蛋、鸭蛋、鹌鹑蛋等。

(4) 豆制品类：如豆腐、豆皮等。

一般从富含铁的泥糊状食物，如强化铁的婴儿米粉、肉泥、猪肝泥等开始，逐渐添加蔬菜、水果、蛋类及其他动物类食物（如家禽或鱼），达到食物多样化。

保证食物的营养密度和适宜的质地，6 月龄引入泥糊状食物，7 ~ 9 月龄引入泥末状食物，10 ~ 12 月龄引入碎的、小块状或手指状可自喂的食物。每次只引入一种新食物，至少观察和习惯 3 ~ 5 天后再引入另一种新食物，观察是否出现呕吐、腹泻、皮疹等不良反应，适应一种食物后再添加其他新的食物，已经适应的食物可以混合喂养，逐步完成从纯乳类的液体食物到家常固体食物的转变。

根据婴幼儿年龄提供适宜的辅食量和频次。6 月龄开始添加辅食时，从每天一次逐渐增加至每天 1 ~ 2 餐，哺乳 5 次或 6 次；7 ~ 9 月龄每天哺乳 3 次或 4 次，辅食 2 ~ 3 顿；10 ~ 12 月龄可减少哺乳至每天 3 次，另添加辅食 3顿。辅食量宜从少量开始，待婴儿适应后以其实际需要为准。1 ~ 2 岁幼儿每天三顿幼儿餐食作为主餐，另喂养三顿奶，量约 500mL。

纯母乳喂养的足月婴儿出生后 2 ~ 3 天开始每天添加维生素 D 400IU，直至婴幼儿能从强化食品或日常阳光照射中获取足够的维生素 D；如果膳食中没有足够的动物性食物，建议通过强化食品或补充剂增加维生素 A、锌、铁、钙等营养素的摄入。早产儿和低出生体重儿根据胎龄和出生体重及营养风险，在医生指导下强化营养，如母乳强化剂、维生素 D 和铁元素的补充等。

4. **均衡膳食与自主进食**　不同的食物提供不同的营养素，只有摄入多样化的食物才能提供全面而均衡的营养。婴幼儿添加辅食后食物逐渐达到多样化。1 ~ 3 岁幼儿以谷类为主，每天 1 个鸡蛋，50 ~ 75g 红肉、禽肉、鱼类，充足的蔬菜和水果，尤其是深色蔬菜，保证足够的乳类（300 ~ 500mL）和适量的豆制品摄入，适当控制糖、盐摄入，确保每餐食物健康、多样，营养充足、均衡。

良好的进食技能是儿童获得足够营养的重要基础，而进食技能的获得除了复杂的生理基础外，喂养者的喂养行为、对食物的选择制备也直接影响了婴幼儿进食技能的发展。针对婴儿早期添加辅食可能出现的“厌新”现象，喂养者要提供足够尝试（8～10次）的机会。喂养者应经常变换食物质地和种类，增加味觉刺激，可以培养婴幼儿接受、习惯多种质地及口味的食物。7～8月龄时应提供切细的软食，有意训练婴儿咬、嚼指状食物，9～12月龄开始让婴儿学习用手抓、用勺自喂，锻炼咀嚼煮软的蔬菜、切碎的肉类；12月龄学习用杯子喝奶；18～24月龄时可以独立进食三餐；喂养者要允许和年龄相符的进食狼藉现象，及时纠正挑食、偏食等不良行为。2～3岁坚持独立自主规律进餐，保证每天不少于三顿正餐和两次加餐，正餐之间应间隔4～5小时，加餐与正餐之间间隔1.5～2小时。

5. **回应性喂养** 所谓回应性喂养，是主张照护者通过识别婴幼儿在进食过程中发出的语言或非语言的饥饿或饱腹信号来调整喂养行为。照护者应把喂养过程当成婴幼儿学习和爱的体验，并根据婴幼儿的发展能力以支持的方式为婴幼儿提供适龄的食物、进食帮助和适宜的喂养环境，进而达到促进婴幼儿顺利实现自我进食、促进健康成长的目的。具体可以通过与婴幼儿谈论食物、模拟良好的饮食行为、进行互动小游戏以及口头鼓励等方式实现。而厌烦性和侵入性的强迫喂养、固定婴幼儿的脑袋、威胁或摇晃婴幼儿等消极的非回应性喂养行为不被回应性喂养认可。

有研究证明，婴幼儿自出生时就可以根据自身生长的需求调整营养物质的摄入，而且随着年龄的增长其饮食调节能力也在逐步增强，婴幼儿的这种调节能力往往通过语言或非语言的饥饿或饱腹信号体现。回应性喂养正是将社会心理学和发育心理学应用于婴幼儿喂养的喂养方式，具体可以分为以下4个步骤。

（1）创建一种有组织、常规、理想具有情感的喂养模式，促进互动。

（2）婴幼儿通过动作、面部表情以及声音、语言等发出饥饿或饱腹信号。

(3)照护者准确识别并及时、富有感情、保持一致地对婴幼儿作出与其发育水平相适应的回应。

(4)婴幼儿以可预测的方式感受和学习照护者可能的信号回应。

6. **良好进食习惯的养成** 旺盛的食欲是促进消化吸收的重要因素,而良好的进食习惯是保证合理营养的必要条件。良好的喂养和进食行为不仅有利于促进营养素吸收,也有利于婴幼儿口腔和胃肠功能的发育以及手眼协调、认知和情绪调控能力的发展。

(1)婴儿刚开始学吃饭的时候,大多习惯用手抓着吃,容易把面条、汤水等洒满身,父母则会忍不住拿勺子给孩子喂饭。其实,家长此时放手让宝宝自己吃饭,才更容易养成宝宝良好的进食习惯。

(2)给婴儿准备一套专用的餐具很重要,让其和大人一起在餐桌上就餐,建立吃饭的仪式感。培养婴幼儿在吃饭时不看电视、不玩手机的习惯。

(3)适时训练婴幼儿学会使用杯、勺、碗、筷。一般来说,8 个月左右婴儿即可开始学习自主进食。照护人可以尝试用不同的食材、颜色搭配,制作一些大小和软硬都适中的食物,方便婴儿用手拿着吃。1 岁左右可以训练幼儿自己拿杯子喝水,1 岁半开始训练幼儿自己用匙吃饭,2 岁可以独立进食,但成人应予以协助,3 岁左右可学会用筷子吃饭。

(4)饮食要有一定的饱腹量,保证吃好正餐,不随意给零食、糖果。但在正餐间可给 1 次或 2 次点心。年龄小的给 2 次点心,2 岁以上给 1 次。

(5)婴幼儿模仿性强,家长要以身作则,并以旺盛的食欲影响幼儿吃好正餐,吃饭时要避免大声说笑,以免幼儿呛食。

(6)对于一些进食困难的婴幼儿,照护人应该仔细分析孩子不想吃饭的原因,孩子是否对食物不感兴趣、烹饪的方式是否太单调等。

(二)分月(年)龄段喂养与进食指导

1. 出生至 6 月龄

(1)喂养建议

1)纯母乳喂养:①奶量充足者,能满足婴儿营养需求,无须喂水。②奶量不足者，添加配方奶，按需喂养。③乳母继续孕期维生素与矿物质补充；平衡膳食，每周进食 1 次或 2 次深海鱼；素食或营养不良者，额外补充 DHA。

2）维生素与矿物质补充：婴儿出院后即开始补充维生素 D，足月儿每日 400IU。无须补钙剂。

（2）进食行为

1）母乳喂养：①喂奶前清洗双手。②婴儿头、身体成一直线，鼻子贴近乳头，嘴含住乳头和乳晕，上嘴唇盖住的乳晕少于下嘴唇，下唇应朝外突出，下颌接触乳房。③ 3 月龄以内婴儿按需哺乳。

2）配方奶喂养：①喂哺前先滴几滴在手腕内侧，确保温度合适。②室温条件下放置大于 1 小时，或已经温热过一次的配方奶应弃用。③每次使用后清洗消毒奶嘴、奶瓶，严格按照说明冲配。

3）宝宝饥饱信号：①饥饿信号，早期表现为不安、张嘴、觅食动作等，中期表现为伸展、身体活动增加、吮手指等；后期表现为哭闹、面红不安等。②饱腹信号：停止吸吮、张嘴、头转开。

2. 6 ~ 9 月龄

（1）喂养建议

1）母乳喂养：①主要的营养来源。②鼓励母乳喂养至 2 岁。③母乳应占婴儿每日能量供给的 2/3。

2）配方奶喂养：①奶量 700 ~ 900mL/d。② 24 小时喂哺次数为 5 次或 6 次。③相对母乳喂养需摄入额外的水分。

3）辅食添加：①铁强化食物开始，如强化铁米粉。②从泥糊状过渡到碎末状。③每新增一种食物需观察 3 ~ 5 天。④宝宝拒绝一种新添加的食物时，可反复再尝试引入，但不要强制。⑤避免放盐、糖及其他调味料。

4）维生素与矿物质：①足月儿每日维生素 D 400IU。②无须补充钙剂。

（2）进食行为

1）互动式喂养方式的建立。

2）婴儿头部、躯干以及双足支撑良好，坐姿舒适。

3）避免看电视、玩玩具等分散注意力。

4）餐次：4 次或 5 次乳类及 1 次或 2 次谷类为主的固体食物；固体食物的频率可逐步增加；固体食物食用量以不显著影响乳类摄入为原则。

5）食物准备清洁要求：清洁是预防肠道感染的重要措施。避免将接触过成人口腔唾液的食物喂哺给婴儿。

3. 9～12 **月龄**

（1）喂养建议

1）母乳喂养：①鼓励有条件者母乳喂养至 2 岁。②母乳 + 其他固体食物。③每天母乳摄入总量与 6～8 月龄接近。

2）配方奶：①奶量 700～900mL/d。② 24 小时喂哺次数为 4 次。③相对母乳喂养需摄入额外的水分。

3）固体食物：①种类应该较前一阶段更丰富。②摄入富含铁和锌的食物。

4）维生素与矿物质：①足月儿每日维生素 D 400IU。②无须补钙剂。③母乳喂养儿富含铁的固体食物添加充分或含铁配方奶 500m 以上者无须额外补充。

（2）进食行为

1）学习自我进食。

2）不必要求正确使用餐具。

3）允许主动抓握食物自我喂食。

4）学习吞咽、咀嚼不同质地的食物。

5）进餐安排：早、中、晚三顿主餐与家人同时，以乳类为主；辅餐 2～3 顿，以固体食物为主。

6）辅餐是添加新食物的好机会。

7）每次进食量不必一致，允许食量波动。

4. 1～3 **岁**

（1）喂养建议

1）食物种类：①有条件者母乳喂养至 2 岁。②食物种类基本同成人。

③保证每一大类食物的摄入量。④鼓励幼儿适当饮水，不宜摄入饮料。

2）食物质地：避免进食坚果等易发生误吸的食物，如花生、玉米、葡萄、果冻等。

3）维生素与矿物质：①维生素 D 400 ~ 600IU/d。②每天 500mL 的奶量，无须补充钙剂。③铁的补充：饮食均衡特别是保证动物性食品摄入者无须额外补充。

（2）进食行为

1）餐次：①三顿主餐，加 2 ~ 3 顿辅餐。②进餐时间在 20 ~ 25 分 / 次。③定时就餐。

2）饮食行为：①与家人同食，互动交流。②学习抓、用勺子，参与进餐过程，逐步独立进食。③弃用奶瓶：15 月龄起应弃用奶瓶。

三、身体活动

身体活动即人体运动，主要是由骨骼肌收缩引起，有骨骼、关节等协同参与所产生的机体能量消耗增加的动作，可分为大肌肉活动（即大运动）和小肌肉活动（即精细动作）。婴幼儿身体活动也称儿童早期运动，贯穿在日常照护、玩耍游戏、早期学习和体育锻炼之中，是促进婴幼儿神经网络和神经中枢发育的重要因素，同时也是判断儿童脑发育正常与否的重要指标。

婴幼儿身体活动的过程，也是与环境相互作用的过程。对婴幼儿来讲，积极的身体活动特别是主动运动，是身体发育的一种有效刺激，同时也有一定消耗能量作用。如果婴幼儿时期没有发展与其年龄相符合的动作或运动技能，儿童在今后参与更多身体活动的能力将降低，并且会有更多的脂肪含量，还会对学业成绩产生不良影响。众多研究指出，儿童运动不足、久坐行为（尤其是电子屏幕时间）是导致儿童超重及肥胖的主要因素。

婴幼儿身体活动的发展始于早期无意识的反射动作，随着神经系统发育成熟，反射动作逐渐消失，逐渐形成坐、爬、站、走等初始动作。虽然婴幼儿的运动能力发育存在着个体差异，但大致遵循一定的规律——运动发育里程碑。

（一）活动要点

婴幼儿皮质细胞分化，突触爆炸性生长，肌纤维数从胎儿32周到出生后4个月增加1倍，逐渐建立各项大运动功能，是开发运动潜能的关键期，尤其是运动协调性发展的关键期。

运动发展研究表明，儿童在5岁前所有的初始动作模式已经发展，5岁后不会再出现新的模式。这就需要在儿童5岁前，尤其是在0～3岁成长过程中，其基本运动模式要得到良好发展。婴幼儿运动呈惯序式发展规律，如果错过了某一个运动模式发展的关键期，势必对后续发展会产生不利影响。婴幼儿运动发展可分为大运动发展和精细动作发展，也是婴幼儿发育监测的基本内容。

1. **大运动** 是指婴幼儿的大肌肉群共同参与的运动，主要是指头颈部、躯干、四肢幅度较大的动作，具体指趴、抬头、抬胸、翻身、坐、爬、站、走等。婴幼儿大运动的发育，是遵循自上而下的自然过程，不可能颠倒顺序。

（1）抬头：一般新生儿宝宝俯卧位时能抬头1～2秒；3月龄大的宝宝可抬头约45°；4～5月龄的宝宝就能俯卧抬头90°，就完成了抬头运动。

（2）翻身：3～4月龄宝宝通过脊背、脊柱慢慢伸展，自然地从侧位翻到仰卧位或俯卧位；4～5月龄时，从仰卧位可以翻到侧卧位，或从俯卧位翻至仰卧位；5～6月龄阶段的宝宝，先让自己通过伸展上肢（也许是下肢），然后翻动躯干、下肢（也许是上肢），进行身体的分段翻动，随之宝宝就连续从仰卧翻到俯卧位，再翻至仰卧位的翻身运动。

（3）坐立：4～5月龄时，在照护人的扶持下可短时间扶坐或靠坐；6月龄时，身体会向前倾，双手向前撑住独坐；6～7月龄时，能独立坐稳。

（4）爬行：宝宝今后的行走、平衡，都需要通过一段时间的努力爬行来实现，包括宝宝的智力发育、精细运动，也离不开爬行的帮助。因为脊椎要发育，必须是在爬行中完成。因此，爬行对于婴儿大运动的发育，是基础中的基础，非常重要。假如让婴儿爬行500～1 000小时，那么婴幼儿的运动发育将具有里程碑的意义，爬行好的宝宝，手脚协调性也会很好。在新生儿俯卧位时，宝宝已有了反射性的匍匐动作，只是照护人不容易发现而已；慢慢到2月龄时，宝宝就可以有交替性踢腿动作，这是匍匐的开始；3～4月龄时，宝宝可以用双手支撑数分钟；5～6月龄时，可以有预向前爬行的意识；6～7月龄时，俯卧位时，可后退式原地转，或叫倒退爬行；7～8月龄的宝宝可以匍匐运动，实现真正的匍匐前行；9月龄宝宝已经可以跪爬，并能伸长一只手向前取东西；到了10月龄时，宝宝已经可以熟练爬行、倒退、翻滚，身体越来越灵活。

(5)站、走、跳：宝宝9～10月龄可以扶着栏杆站立；11～12月龄可以独立站立；12～13月龄可以从扶走到独立走稳；24月龄可双脚跳，能扶着上楼梯；30月龄独脚跳。

2. **精细运动** 指个体主要凭借手以及手指等部位的小肌肉或小肌肉群的运动，在感知觉、注意等心理活动的配合下完成特定任务的能力。这种能力的本质，就是手-眼-脑的协调能力，它对个体适应生存及实现自身发展具有重要意义。

婴幼儿的小肌肉(手部功能)与发展日常生活能力有着密切的关系。从刷牙、洗脸、更衣开始到吃饭、书写、家务、游戏等，无一不需要运用双手完成。

(1)3～4月龄婴儿握持反射消失，开始出现手指的活动。

(2)6～7月龄出现拿物换手动作，并且出现手的捏与敲打等探索性的动作。

(3)9～10月龄可以用拇指和食指拿物品或拾物，并且开始喜欢撕纸。

(4)12～15月龄时可以用手拿匙吃饭，开始乱涂乱画，18个月时能垒2～3块积木。

(5)2岁可垒6～7块积木，已经会翻书。

(二)分月(年)龄段运动照护指导

世界卫生组织专家小组制定了关于5岁以下儿童的身体活动、久坐行为和睡眠的相关指南。他们评估了睡眠不足以及坐下来看屏幕或被限制在椅子和婴儿车上的时间对幼儿的影响。关键在于全部24小时的活动模式：用更积极的游戏取代长时间的受限或屏幕前的久坐不动，同时确保婴幼儿获得足够的优质睡眠。坐下的时间，高质量地用于与看护者进行互动式非屏幕活动，如阅读、讲故事、唱歌和拼图，对于婴幼儿发育非常重要。

婴幼儿动作发展的照护应符合不同月（年）龄段发展的特点及水平，在安全的前提下，以愉快的身体活动游戏为主要形式，在丰富的环境中，采用多样性、互动式的方式，以动作发展为主要目标，兼顾大运动和精细动作，并鼓励婴幼儿逐步增加身体活动量和一定的强度。

1. **出生至 1 岁婴儿**　婴儿出生后就应鼓励多种形式的身体活动，特别是家长与婴儿之间互动的床上或地板游戏，越多越好，交替进行室内、室外活动。尚不能自主移动的婴儿在每天清醒时间至少进行 30 分钟俯卧；开始爬行之前，身体活动包括翻身、拉坐、扶坐到独坐以及手的抓握和拿取等；开始自主移动后，鼓励尽可能多地进行移动身体的活动，如爬行、从扶站扶走到独走。2 ~ 6 月龄婴儿可每日做几次被动操，7 ~ 12 月龄婴儿可做主被动操（见实操技能篇）。受限（例如手推童车 / 婴儿车、高脚椅或缚在看护者的背上）时间每次不超过 1 小时。不建议屏幕时间。坐着时，鼓励与看护人一起阅读和讲故事。保持 14 ~ 17 小时（0 ~ 3 月龄）和 12 ~ 16 小时（4 ~ 12 月龄）的优质睡眠，包括打盹。

2. **1 ~ 2 岁幼儿**　通常 1 ~ 2 岁幼儿从独走开始，移动能力迅速发展，喜爬高，可跨越障碍，逐渐学会跑、跳等。上肢操作技巧也愈发多样化，如抛、投、接、推、拉。不建议久坐不动的屏幕时间（如看电视或视频，玩电脑游戏）。坐着时，鼓励与看护者一起阅读和讲故事。保持 11 ~ 14 小时的优质睡眠，包括打盹、有规律睡眠和唤醒时间。

3. **2 ~ 3 岁幼儿**　该阶段幼儿的基础动作快速发展，分为：①移动性，即跑、跳、跨等；②稳定性：翻滚、躲避、平衡等；③操作性：抛、接、投、踢、拍等球类活动。幼儿每天至少 180 分钟的身体活动时间，其中至少 60 分钟是充满活力的身体活动，越多越好，交替进行室内、室外活动。每天久坐时间小于 1 小时。每天看屏幕时间小于 1 小时，越少越好。坐着时，鼓励与看护者一起阅读和讲故事。保持 10 ~ 13 小时的优质睡眠，可包括打盹、有规律的睡眠和唤醒时间。

四、睡眠行为

睡眠是个体与外界环境互动及反应水平降低，表现为身体活动度降低、闭眼、卧位等特征，并可恢复清醒的一种生理和行为状态。人的正常睡眠有两种时相，非快速动眼睡眠和快速动眼睡眠。前者又叫“静态睡眠”，其特征是没有快速动眼，肌肉及脑的血流减少但不缺乏，此时身体和脑都处于休息状态；后者是闭合的眼睑之下存在急速眼球运动，又叫动态睡眠，其脑电波近似清醒状态，心跳和呼吸相对较快，与大脑的高级活动及活跃的梦幻相一致，可以观察到有眨眼、做鬼脸、说梦话等，这与觉醒后回忆梦境相关。睡眠时两个时相循环交替进行，平均每90～110分钟循环1次（3～5次循环/晚），在两次循环期间伴有短暂的清醒，而后又转入睡眠。

新生儿阶段以动态睡眠为主，24小时内时醒时睡，非常随意。3个月后，静态睡眠逐渐增多，白昼界限分明，夜间睡眠觉醒渐少，一般到6个月以后，可整夜睡着。婴儿期动态睡眠占总睡眠时间的比例高（约50%），动态/静态比例随年龄增长逐步减少。

科学研究发现，脑细胞的发育完善过程主要是在睡眠中进行，睡眠有利于脑细胞的发育。睡眠对婴幼儿的健康成长、智力及思维能力的正常发育是极为重要的。睡眠不足，婴幼儿会烦躁不安、食欲缺乏，以致影响体重的增长，而且还可能造成抵抗疾病的能力下降而易生病。此外，睡眠时，生长激素分泌明显升高，充分的睡眠能够促进婴幼儿身高的增长。婴幼儿睡眠昼夜节律的形成过程是神经系统发育的敏感指标，而睡眠昼夜节律的建立和夜晚“睡整觉”能力的形成，是婴幼儿睡眠发育进程的里程碑。

（一）睡眠照护要点

1. 睡眠环境

（1）卧室空气清新，温度适宜。

（2）可在卧室开盏小灯，睡后应熄灯。

（3）不宜在卧室放置电视、电话、电脑、游戏机等设备。

（4）卧室温度以20～25℃为宜，相对湿度以60%～70%为宜。

2. **睡床方式**

(1)婴儿宜睡在自己的婴儿床里，与父母同一房间。

(2)幼儿期可逐渐从婴儿床过渡到小床，有条件的家庭宜让儿童单独一个房间睡眠。

3. **规律作息**

(1)从3～5月龄起，儿童睡眠逐渐规律，宜固定就寝时间，一般不晚于21:00，但也不提倡过早上床。

(2)节假日保持固定、规律的睡眠作息。

4. **睡前活动**

(1)安排3～4项睡前活动，如盥洗、如厕、讲故事等。

(2)活动内容每天基本保持一致，固定有序，温馨适度。

(3)活动时间控制在20分钟内，活动结束时，尽量确保儿童处于较安静状态。

5. **入睡方式**

(1)培养儿童独自入睡的能力，在儿童瞌睡但未睡着时单独放置小床睡眠，不宜摇睡、搂睡。

(2)将喂奶或进食与睡眠分开，至少在幼儿睡前1小时喂奶。

(3)允许儿童抱安慰物入睡。

(4)儿童哭闹时父母先耐心等待几分钟，再进房间短暂待在其身边1～2分钟后立即离开，重新等候，并逐步延长等候时间，帮助儿童学会独自入睡和顺利完成整个夜间连续睡眠。

6. **睡眠姿势**　不同的年龄睡眠姿势有不同：新生儿宜采取侧卧位睡眠姿势；1岁之前宜仰卧位睡眠，不宜俯卧位睡眠，直至婴幼儿可以自行变换睡眠姿势。刚喂完奶应右侧卧，防止呕吐，有利于胃内食物顺利进入肠道。

7. **睡眠时长**　见表2-3。

表 2-3　出生至 5 岁儿童推荐睡眠时间

年（月）龄	推荐睡眠时间 / 小时
出生至 3 月龄	14～17
4～12 月龄	12～16
1～2 岁	11～14
3～5 岁	10～13

（二）睡眠照护指导

刚刚来到这个世界不久的宝宝可塑性非常高，家长如果在此时能够有意识地帮他 / 她培养一个好的睡眠习惯，宝宝将终身受益。

1. **养成良好的睡眠习惯**　婴儿期开始培养良好的睡眠习惯，例如在固定的时间、地点入睡，就寝时间，小睡次数、长度和时间及就寝、觉醒时刻均要基本固定。要科学合理安排儿童的睡眠、就餐、活动、排泄，形成一定的规律和良好的生活制度。创造良好的睡眠环境。分床睡，纠正陪睡、抱睡、哄睡的习惯。养成早睡早起的习惯，按时入睡，保证睡眠时间。

2. **睡眠“规律化”**　从 3～5 月龄起，宝宝睡眠逐渐规律，宜固定就寝时间，一般不晚于 21:00，但也不提倡过早上床。节假日保持固定、规律的睡眠作息。学会在就寝时间独自入睡（自我平静），在夜间醒来后重新再次入睡。一般 5 月龄“睡眠—觉醒”周期基本形成，10 月龄夜晚睡眠稳定在 1 次，1.5 岁白天睡眠稳定在 1 次。

3. **关于睡前进食**　睡前进食对小婴儿来说是必要的，可促进睡眠，也可维持夜间较长的睡眠时间，避免睡眠因饥饿而中断。对于幼儿来说，不宜在睡前进食过量的固体食品，以免加重胃肠负担，肚子“撑”得难受而睡不安，影响睡眠质量。

4. **分月（年）龄段指导**

（1）婴儿期：帮助婴儿学习识别白天和黑夜的差异，如白天适当减少孩子的睡眠，室内光线要亮一些，逗他们玩。睡觉时，把光线调暗些，尽量不要过多干扰。固定喂奶时间，促进内在生物钟与外界环境同步，可以在孩子生后第 1 周以后开始固定晚餐的时间，3～4 月龄后，就可以让孩子逐渐适应定时喂奶。

(2) 幼儿期：白天和晚上在固定的时间上床睡觉；每次睡觉前，至少要保持 3 小时的清醒状态，晚上入睡前应保持 4 小时的清醒时间；每次坚持在孩子醒着的时候将他放到小床上；准时上床，准时起床，即使是假期也维持固定的上床和起床时间。

第二节　安全健康保障

生命早期健康照护是孩子一生发展的基础。保持环境和个人安全与卫生，进行生长发育监测和定期健康检查，采取积极有效的预防保健和医疗措施，以及做好照护人的培训指导等，是消除或减少疾病与损伤发生、促进婴幼儿身心健康，实现其潜能最佳发展的基本措施。

一、安全卫生环境

为婴幼儿提供干净、安全，没有身体疼痛、情绪压力的伤害，并有效防范意外伤害，避免忽视与虐待、流离失所、冲突等打击的良好生活环境，让婴幼儿在安全、温暖而支持性的养育环境中成长，是保障婴幼儿最佳潜能发展的基本要素之一。

（一）居家环境

保证婴幼儿处于安全的日常生活环境，避免室内吸烟和有毒有害杀虫剂暴露，家具或儿童活动设施牢固无锐角或带有防护包角，所有药品、易碎尖锐、电源、热源食品物品、化学用品或杀虫剂均置于儿童不能触及的安全处，具有潜在风险的出口均应安装安全护栏（如厨房、楼梯口），婴儿活动场地设有安全围栏；所有细小的易导致婴幼儿误吞食的物品（如电池、硬币）应妥善放置；婴幼儿日常活动都在照护者的安全视线范围内。

(二)食品卫生

母乳喂养注意乳房清洁和手卫生。挤出的母乳存放至干净的容器或特备的“乳袋”,可以在常温下安全保存 3 ~ 4 小时,冰箱冷藏(4℃)存储不超过 48 小时,冷冻(-20℃)保存 2 ~ 3 个月,喂养前用温水加热至 40℃左右;建议使用 40℃的温开水配制配方粉,配制好的奶液应立即食用,未喝完的奶液建议尽快丢弃,在空气中静置时间不超过 2 小时。家常食物制备时建议遵循以下原则:保持食物清洁,保存在安全的温度,用洁净的水清洗食品原料,生熟食物分开,食物彻底煮熟。避免为婴幼儿提供易导致吸入或窒息的食物,如果冻、瓜子等。

(三)外出安全

保障婴幼儿旅行和户外安全,婴幼儿乘车使用汽车安全座椅,并避免坐在汽车前排,避免将婴幼儿单独留在车内。户外活动前注意检查安全风险,如活动设备、设施及活动场所的安全性,避免在具有意外伤害(如受伤、溺水)潜在风险的场所活动,如车道、车库或车旁、水池边等。做好户外虫咬伤或意外受伤的防护准备。

(四)心理关爱

贫困、忽视、体罚、暴力或威胁均对婴幼儿的情绪和心理发展会带来诸多不利影响。照护者应敏感了解婴幼儿需求,及时给予适当的回应,使婴幼儿与照护者建立安全的依恋关系。避免任何对婴幼儿的忽视、体罚、虐待、暴力或威胁行为。保障照护者的心理健康,并具有良好的情绪调控能力和教养,避免向婴幼儿发泄自己的不良情绪;为贫苦和需要帮助的家庭提供必要的经济支持和心理支持;照护者全日观察并参与儿童的活动,注意防止来自家庭或照护机构外部对婴幼儿身体和心理的伤害或虐待。

二、生长发育监测

生长发育是儿童有别于成人的重要特征之一。婴幼儿生长发育状况受养育照护、卫生保健服务等多方面的影响,监测婴幼儿生长发育状况,作为评价养育照护的生物学指标之一，可以反映养育照护状况和卫生保健水平，同时可以及时发现和纠正早期健康问题以及可能出现的疾病的潜在风险。

（一）家庭和托育机构日常监测

应用生长监测图监测婴幼儿体重与身长增长以及发育里程碑指标，是世界卫生组织（World Health Organization，WHO）为提高世界儿童健康水平推广的适合于家庭应用的五大适宜技术之一。它通过对个体儿童的体重、身长等进行定期、连续监测和评估，动态地观察婴幼儿的生长发育趋势，能及时发现体重、身长等指标偏离的儿童，并尽早进行干预。

生长监测的记录方法即以横坐标的实际年龄点作一与横坐标垂直的线，再以测得的指标数值作一与纵坐标垂直的线，把交叉点用圆点的形式描记。将定期测量数据描记在同一生长曲线图，多点的连接就是该儿童的生长曲线或轨道。监测频率一般是，孩子 6 个月内每个月测量 1 次，0.5～1 岁每 2 个月测量 1 次，2～3 岁每 3 个月测量 1 次。对儿童监测结果分析通常包括两方面：生长水平及生长趋势。

1. **生长水平** 将某一年龄时点所获得的某一项体格测量值与标准值比较，得到该儿童在同年龄同性别人群中所处的位置，即该儿童生长的现实水平。生长水平评价简单易行、直观形象，较准确地反映个体或群体儿童的体格生长水平，如 2 岁男童平均身高约 76.0cm，为 P_{50}（第 50 百分位，正常范围），如果身高为 82cm，则 < P_3（小于第 3 百分位），等级评估为下等（异常）。

2. **生长趋势** 即对某一单项体格生长指标进行定期连续测量获得的生长数据在生长曲线上为生长趋势，可较直观发现个体儿童生长速度的变化。如生长曲线上某儿童定期测量值各点均在同一等级线，或在 2 条主百分位线内波动说明儿童生长正常；向上或向下超过 2 条主百分位线，或连续 2 次点使曲线变平或下降提示儿童生长出现异常现象。

（二）专业机构定期测查评估

在医疗保健等专业机构定期进行健康检查，评估婴幼儿的营养状况、体格生长和心智发展，了解影响其生长发育的风险性因素和保护性因素，早期筛查，及时发现异常和疾病，提供早期干预和医疗服务，同时指导家庭、社区和照护服务机构提供有利于婴幼儿发展的养育照护。建议按照国家基本公共卫生服务《0～6岁儿童健康管理服务规范》要求进行新生儿访视和健康检查，按照全国儿童保健服务技术规范实施生长发育监测、心理行为、听力、视力和口腔保健，接受早产儿/高危儿和营养性疾病如消瘦、生长迟缓、缺铁性贫血以及肥胖等的随访和管理，同时提供积极的照护服务和全日健康观察，对喂养、睡眠、排便等养育照护相关问题及时予以干预和纠正。

（三）照护者健康监测

照护者的身心健康，有良好的情绪，以及有较好的经济、社会保障，是为婴幼儿提供适宜养育照护的重要条件。应关注照护者尤其婴幼儿母亲的身心健康，为其提供必要的帮助。建议主要家庭成员、婴幼儿照护服务机构的照护者和工作人员定期接受健康检查和干预指导，以保证其身心健康。

三、预防接种与儿童保健

（一）预防接种

预防接种又称免疫接种，是根据感染和免疫的原理，采用人工制备的疫苗或是使用被动免疫制剂，以适当的方式将疫苗接种到儿童体内，使儿童的身体产生对相应细菌或病毒的抵抗力。预防接种是预防控制传染病最经济、最有效的手段，也是保护儿童健康的重要措施。国家实行有计划的预防接种制度，医疗卫生机构、疾病预防控制机构与儿童的监护人应当相互配合，根据国家最新计划免疫程序，按照推荐的年龄和间隔时间对婴幼儿进行疫苗接种。鼓励接种非计划免疫疫苗，以最大程度发挥疫苗效力，保护儿童健康。

1. **2021年版国家免疫规划疫苗儿童免疫程序表**　见表2-4。

表 2-4　国家免疫规划疫苗儿童免疫程序表（2021 年版）

可预防疾病	疫苗种类	接种途径	剂量	英文缩写	接种年龄														
					出生时	1月	2月	3月	4月	5月	6月	8月	9月	18月	2岁	3岁	4岁	5岁	6岁
乙型病毒性肝炎	乙肝疫苗	肌内注射	10 或 20μg	HepB	1	2					3								
结核病[1]	卡介苗	皮内注射	0.1ml	BCG	1														
脊髓灰质炎	脊灰灭活疫苗	肌内注射	0.5ml	IPV			1	2											
	脊灰减毒活疫苗	口服	1 粒或 2 滴	bOPV					3								4		
百日咳、白喉、破伤风	百白破疫苗	肌内注射	0.5ml	DTaP				1	2	3				4					
	白破疫苗	肌内注射	0.5ml	DT															5
麻疹、风疹、流行性腮腺炎	麻腮风疫苗	皮下注射	0.5ml	MMR								1		2					
流行性乙型脑炎[2]	乙脑减毒活疫苗	皮下注射	0.5ml	JE-L								1			2				
	乙脑灭活疫苗	肌内注射	0.5ml	JE-I								1、2			3				4
流行性脑脊髓膜炎	A 群流脑多糖疫苗	皮下注射	0.5ml	MPSV-A							1		2						
	A 群 C 群流脑多糖疫苗	皮下注射	0.5ml	MPSV-AC												3			4
甲型病毒性肝炎[3]	甲肝减毒活疫苗	皮下注射	0.5 或 1.0ml	HePA-L										1					
	甲肝灭活疫苗	肌内注射	0.5ml	HePA-I										1	2				

注：1 主要指结核性脑膜炎、粟粒性肺结核等。

2 选择乙脑减毒活疫苗接种时，采用两剂次接种程序；选择乙脑灭活疫苗接种时，采用四剂次接种程序；乙脑灭活疫苗第 1、2 剂间隔 7～10 天。

3 选择甲肝减毒活疫苗接种时，采用一剂次接种程序；选择甲肝灭活疫苗接种时，采用两剂次接种程序。

2. 接种原则

(1)接种年龄：免疫程序表所列各疫苗剂次的接种时间，是指可以接种该剂次疫苗的最小年龄；儿童年龄达到相应剂次疫苗的接种年龄时，应尽早接种。如果儿童未按照上述推荐的年龄及时完成接种，应根据补种通用原则和每种疫苗的具体补种要求尽早进行补种。

(2)接种部位：疫苗接种途径通常为口服、肌内注射、皮下注射和皮内注射。注射部位通常为上臂外侧三角肌处和大腿前外侧中部。当多种疫苗同时注射接种(包括肌内、皮下和皮内注射)时，可在左右上臂、左右大腿分别接种，卡介苗选择上臂。

(3)同时接种原则：两种及以上注射类疫苗应在不同部位接种，严禁将两种或多种疫苗混合吸入同一支注射器内接种；现阶段的国家免疫规划疫苗均可按照免疫程序或补种原则同时接种；两种及以上注射类减毒活疫苗如果未同时接种，应间隔不小于28天进行接种。国家免疫规划使用的灭活疫苗和口服类减毒活疫苗，如果与其他灭活疫苗、注射或口服类减毒活疫苗未同时接种，对接种间隔不做限制。

(4)补种通用原则：应尽早进行补种，尽快完成全程接种，优先保证国家免疫规划疫苗的全程接种；只需补种未完成的剂次，无须重新开始全程接种；当遇到无法使用同一厂家同种疫苗完成接种程序时，可使用不同厂家的同种疫苗完成后续接种。

(5)流行季节疫苗接种：国家免疫规划使用的疫苗都可以按照免疫程序和预防接种方案的要求，全年(包括流行季节)开展常规接种，或根据需要开展补充免疫和应急接种。

3. 常见特殊健康状态儿童接种

(1)早产儿与低出生体重儿：早产儿(胎龄小于37周)和/或低出生体重儿(出生体重小于2 500g)，如医学评估稳定并且处于持续恢复状态(无须持续治疗的严重感染、代谢性疾病、急性肾脏疾病、肝脏疾病、心血管疾病、神经和呼吸道疾病)，按照出生后实际月龄接种疫苗。

(2)过敏:所谓“过敏性体质”不是疫苗接种禁忌。对已知疫苗成分严重过敏或既往因接种疫苗发生喉头水肿、过敏性休克及其他全身性严重过敏反应的,禁忌继续接种同种疫苗。

(3)免疫功能异常:除HIV感染者外的其他免疫缺陷或正在接受全身免疫抑制治疗者,可以接种灭活疫苗,原则上不予接种减毒活疫苗(补体缺陷患者除外)。

(4)其他特殊健康状况。下述常见疾病不作为疫苗接种禁忌:生理性和母乳性黄疸、单纯性热性惊厥史、癫痫控制处于稳定期、病情稳定的脑疾病、肝脏疾病、常见先天性疾病(先天性甲状腺功能减退症、苯丙酮尿症、唐氏综合征、先天性心脏病)和先天性感染(梅毒、巨细胞病毒和风疹病毒)。

对于其他特殊健康状况儿童,如无明确证据表明接种疫苗存在安全风险,原则上可按照免疫程序进行疫苗接种。

4. 预防接种前后应注意的问题

(1)接种前,家长可给孩子洗一次澡,保持接种部位皮肤清洁。换上宽松柔软的内衣,向医生说清孩子健康状况,经医生检查认为没有接种“禁忌证”方可接种。

(2)接种完毕,应在接种场所观察15~30分钟,无不良反应再离开医院。孩子接种疫苗后要避免剧烈活动,家长对孩子要细心照料,注意观察,如孩子有轻微发热反应,一般在1~2天就会好的。

(3)服脊髓灰质炎糖丸后,半小时内不宜进食热食及哺乳。

(4)接种疫苗后,少数儿童接种局部会出现红肿、疼痛、发痒或有低热,一般不需特殊处理,如反应加重,应立即请医生诊治。有些疫苗接种后还会出现局部轻度硬结,可采用热敷的方法加快消散,用适宜温度的干净毛巾,每天3~5次,每次15~20分钟。

(5)接种卡介苗后3~4周,接种处会出现红肿,逐渐形成一个小脓疱,并自行溃破,流出一些分泌物,以后溃破处结成痂皮后自行脱落,留有一小瘢痕,这是接种卡介苗后的正常反应,不必惊慌。

(6)极少数儿童接种后可能出现高热,接种手臂红肿、发热、全身性皮疹等过敏反应以及其他情况,应及时向相关人员咨询,采取相应的措施。

(二)儿童保健

儿童保健通过对婴幼儿健康及其影响因素进行监测与评估,从而为照护人提供有针对性的养育照护专业指导,同时对婴幼儿存在的早期健康问题乃至疾病进行干预和治疗。儿童保健针对养育照护的专业服务体现在以下三个层面。

1. 惠及所有家庭和婴幼儿的普遍性服务(照护指导)。为照护人提供养育照护指导与支持,它们更多是促进性的。例如如何与婴幼儿沟通,如何帮助发展婴幼儿各种能力,如何提供适宜的营养与喂养保证婴幼儿营养均衡充足,以及在儿童发育进入特殊阶段时(如爬行阶段)如何预防伤害,等等。

2. 针对有专门需求的婴幼儿及其家庭提供个性化服务(问题干预)。当存在因养育照护不当或不足而导致婴幼儿出现相关问题时,包括睡眠、喂养、生长、发育和行为问题等,能够及早识别并积极干预,及时解决。

3. 为有特殊需求的个人、家庭或婴幼儿提供的特殊性服务(特殊婴幼儿照护),例如出生时低体重或有比较严重的出生缺陷或发育障碍的儿童,以及母亲患有抑郁症、单亲再婚家庭的婴幼儿等。

照护人除在孩子生病后带其上医院进行疾病诊疗外,需按期带孩子到社区卫生服务中心接受健康管理和 / 或到医疗保健机构儿童保健门诊接受儿童保健,可以知晓孩子的健康与发育状况,并获得相应的养育照护指导,同时早期干预孩子的一些健康问题,以及对罹患疾病的婴幼儿进行及时诊疗或转诊治疗。

儿童保健除在院内接诊针对婴幼儿及其照护人,提供养育照护相关的指导与干预外,也能通过互联网信息技术等方式,针对家庭和托育机构日常照护问题提供咨询和指导,并能根据需要入户或入托提供现场专业指导服务。这种专业指导与日常照护相融合的服务模式,就是当下行业中力推的“医育结合”照护模式。只有这样,广大照护人和婴幼儿才能得到真正全方位而又方便可及的照护专业服务。

四、常见疾病及其防护

促进性措施和预防性措施是保障健康的基本措施。“三浴(阳光、空气、温水)”锻炼,对增强婴幼儿体质简单易行;做好照护者、家庭和托育机构个人和环境卫生,保证整洁的环境、清洁的水源、干净的日常生活用品及玩具,尤其注意手卫生,以减少感染风险。托育机构严格执行卫生消毒制度,儿童生活环境,专用餐具、毛巾等生活用品应定期消毒;加强饮食卫生管理,保证食品安全与卫生;落实卫生安全防护工作,防控传染病。

(一)眼、口腔、听力等五官保健

1. **眼保健** 0～3 岁是儿童视觉发育的关键时期,家长要注意观察儿童眼睛的异常情况,定期带儿童进行眼病筛查,帮助儿童养成良好的眼健康习惯。

(1)0～1 岁婴儿期:婴儿视力发育需要良好的环境亮度,白天要保持室内光线明亮,夜间睡眠应关灯。注意保持眼部清洁卫生,照护人若发现婴儿眼睛有脓性分泌物、经常溢泪、双眼大小明显不一致或瞳孔区发白等,应及时就诊检查。健康儿童应当在 1、3、6、9 和 12 月龄进行眼科检查;早产儿易患视网膜病变,可致盲,必须遵医嘱进行眼底检查。

(2)1～3 岁幼儿期:教育和督促幼儿经常洗手,不揉眼睛。不要带患有传染性眼病的幼儿到人群聚集场所活动。2 岁以下幼儿应避免使用各种电子视频产品,户外活动每天不少于 2 小时;2～3 岁持续近距离注视时间宜小于 30 分钟,电子屏幕每次接触时间小于 20 分钟,每天累计不超过 1 小时。不要让幼儿玩铅笔等尖锐物,避免接触强酸、强碱等洗涤剂。家长若发现幼儿有视物距离过近、瞳孔区发白、畏光、眼位偏斜或歪头视物、眼球震颤等异常表现,要及时就诊。家长至少每年带幼儿进行一次眼病筛查,筛查异常者应遵医嘱进一步检查确诊,及时矫治,以免错过最佳治疗时期。

2. **口腔保健** 清洁牙齿是口腔保健的主要内容,也是预防蛀牙和牙龈炎的基本手段。儿童乳牙一长出来,照护人就需要用干净的纱布帮助儿童清洁牙齿,每天 1 次。一般儿童牙齿萌出 4 颗后,可以选择婴幼儿牙刷。3 岁前可由家长刷牙,每天至少 1 次,每次可以使用大米粒样大小的儿童含氟牙膏刷牙。含氟牙膏可以帮助坚固牙齿，预防蛀牙。每次进食后都要漱口，儿童 3 岁前不会漱口时可以喝 1 ~ 2 口白开水。

婴儿半岁后逐步停止夜间喂奶，不要把喂母乳或奶瓶当作安抚措施，睡前半小时不再摄入白开水以外的任何食物。儿童乳牙萌出后，含着奶头或抱着奶瓶入睡，口腔中残留的奶会导致乳牙刚长出来就发生龋坏，而且龋坏进展迅速。儿童一天中摄入添加糖的食品或饮品次数越多，牙齿发生龋坏的概率越大。

随着牙齿的萌出儿童要逐步进行咀嚼训练。牙齿的咀嚼刺激有利于恒牙的发育和萌出、有利于儿童颜面部以及大脑的生长发育。

儿童第一颗牙齿长出后到一周岁之内，家长应带儿童进行第一次口腔检查，之后根据口腔医生建议定期接受检查，必要时涂氟、做窝沟封闭和 / 或预防性填充。家长发现儿童乳牙有龋坏，要尽早治疗。

3. **听力保健** 婴儿出生时已具备感觉声音的能力。听力与语言发育密切相关，听力的损伤会影响语言的发展，导致孩子出现开口晚、不开口、发音不清、社交能力差等情况。

(1)听力损伤及预防：听力损伤（耳聋）可分为先天性和后天性。预防儿童听力残疾关键是早期发现、早期干预听力损伤。佩戴助听器可改善传导性耳聋，对感音神经性聋要强调早期预防，做好婚前遗传咨询和指导，避免近亲结婚或生育，预防孕期感染风疹、单纯疱疹、巨细胞病毒等，预防和治疗新生儿黄疸、新生儿窒息等，避免滥用有耳毒性的药物。

(2)急性化脓性中耳炎的预防：由细菌感染引起。常因鼻部及咽部感染、呼吸道感染时并发该病，此外，不正确的擤鼻、营养不良等慢性病均可增加其发病概率。因解剖结构的特殊，婴幼儿更易发生本病。中耳炎是儿童时期听力障碍的重要原因之一。本病的预防需做好以下几点：①积极预防和治疗上呼吸道的各种急性和慢性炎症；②及时清除鼻腔内的各种分泌物；③掌握正确的擤鼻涕方法，不可强行擤涕，以免涕液后窜，经咽鼓管进入中耳；④掌握正确的哺乳方法，以免乳汁溢入鼻咽部。

(3)耳保健:在进行儿童保健的同时应进行耳及听力的保健,将婴幼儿在6、12、24、36月龄作为听力筛查的重点年龄。在生活中,强调耳的日常保健。①婴幼儿喂养时要注意姿势,避免躺喂,防止呛奶,溢乳时应及时轻柔清理;②不要自行清洁外耳道,在水中要防止呛水和耳进水;③远离强声或噪声环境,婴幼儿避免使用耳机;④有耳毒性药物致聋家族史者用药时要主动告诉医生;⑤避免头部外伤和外耳道异物;⑥患有腮腺炎、脑膜炎等疾病,应注意听力的变化;⑦如儿童耳部及耳朵周围皮肤异常,外耳道有分泌物或异常气味,或有拍打及抓耳的动作,有耳痒、耳痛、耳胀等症状,对声音反应迟钝,有语言发育迟缓者,应及时就诊。

(二)常见营养性疾病及其预防

1. 营养性缺铁性贫血

(1)概述:6月龄至3岁婴幼儿血红蛋白低于110g/L称为贫血。营养性缺铁性贫血指因食物中铁摄入不足,致使体内铁缺乏,造成血红蛋白合成减少而引起的贫血,是婴幼儿贫血中最常见类型。此病在婴幼儿期发病率较高,对健康威胁较大,是我国重点防治的婴幼儿疾病之一。

食物为铁的主要来源,猪肝、黑木耳、海带含铁量较高,其次为瘦肉。不同食物中铁的含量存在明显差异,蛋和豆类、谷物及蔬菜铁含量较低。6个月内婴儿体内储存一定量的铁,为孕末期3个月自母体获得。动物性食品如肝、肉、血等中的铁吸收率最高,为10%~22%,而其他食物的吸收率远低于这个水平;肉与植物食品同时摄入可使植物铁吸收率增加;空腹及加用维生素C可提高铁吸收率。膳食铁不足及其搭配不合理是缺铁的最主要原因。腹泻、感染等影响消化吸收,也会增加铁消耗。

缺铁性贫血发病多发生在6月龄至3岁,一般表现为皮肤黏膜苍白,以口唇、指(趾)甲及口腔黏膜最为明显,肝、脾、淋巴结肿大,其他如食欲缺乏、异食癖,头晕、乏力、反应迟钝、多动、注意力不集中等,以及免疫力下降,易发各种感染。此外,血常规检查显示血红蛋白(Hb)降低(必备诊断指标)。

(2)预防:①合理喂养,婴儿期提倡母乳喂养;适时、合理添加辅食;幼儿合理搭配膳食，保证足够的动物食品等含铁丰富食品的摄入；②预防感染和消化道疾病；③铁强化食品可作为膳食的一部分补充铁的摄入，但不能摄入太多，以防铁中毒。

2. **佝偻病（维生素 D 与钙缺乏）**

（1）概述：儿童由于维生素 D 缺乏和 / 或钙摄入量过低，致使骨骼成骨过程中钙盐不能正常沉着，导致骨软化甚至骨骼畸形的一种疾病。仅有血维生素 D 水平的下降，而无相应的临床表现，称为维生素 D 缺乏。如果儿童血维生素 D 水平下降且同时有骨骼变化，称为维生素 D 缺乏性佝偻病。本病多见于数月至 3 岁的婴幼儿。

人体维生素 D 来源于日光照射（内源性）以及食物或药物补充（外源性）。日光照射少、维生素 D 摄入不足是导致维生素 D 缺乏的主要原因。常见临床表现有神经精神症状，如易惊、多汗、夜啼等，常有枕秃；佝偻病骨骼表现，如颅骨软化（多见于 3 个月以内婴儿）、囟门大、方颅、出牙迟（较大婴儿）；鸡胸、漏斗胸等，以及 1 岁以上幼儿 O 形腿、X 形腿等；血生化改变，主要指标为 25- 羟基维生素 D 降低；骨骼影像学改变，如 X 线示长骨干骺端膨大，出现毛刷征，骺线增宽，皮质变薄，松质骨骨小梁数量减少。其他如骨密度减低等。

（2）预防：①孕妇应经常户外活动，进食富含钙、磷的食物。妊娠后期为冬春季的妇女宜补充维生素 D 400 ~ 1 000IU/d（10 ~ 25μg/d），以预防小儿先天性佝偻病的发生。②婴幼儿适当进行户外活动接受日光照射，每日 1 ~ 2 小时，尽量暴露身体部位。③维生素 D 补充：婴儿（尤其是纯母乳喂养儿）生后数天开始补充维生素 D，补充量为 400IU/d（10μg/d），早产儿、双胎儿生后即应补充维生素 D 800IU/d（20μg/d），3 个月后改为 400IU/d（10μg/d）。有条件可监测血生化指标，根据结果适当调整剂量。④婴幼儿一般只要每天能摄入 500mL 的奶量，就不需要补充钙剂。但若含钙丰富的食物摄入不足时，可适当补充钙剂。

3. **蛋白质 - 能量缺乏及其预防**

（1）概述：蛋白质 - 能量缺乏是因摄入的能量和 / 或蛋白质不足，不能满足机体需要，出现以皮下脂肪减少或消失、体重不增、体重下降、渐进性消瘦等营养缺乏症状，常见于3岁以下婴幼儿，常伴随多种微量营养素的缺乏，可导致儿童生长障碍、抵抗力下降乃至智力发育迟缓等，对儿童当下以及长远的健康和发展有着不利影响，是发展中国家首要营养缺乏疾病。

婴儿期喂养不当为重要的病因，如母乳不足但未及时添加配方奶，奶粉配制过稀，长期以淀粉等碳水化合物类喂养等。较大的儿童多为婴儿期营养不良的延续，或者长期存在不良的饮食习惯，如偏食、挑食、吃零食为主等；消化系统解剖或者功能异常，如唇腭裂、幽门梗阻、迁延性腹泻、过敏性肠炎等，都可降低胃肠道功能，影响食物的消化吸收；此外，需求量增加而供给相对不足，如急慢性传染病（结核、肝炎等恢复期）以及生长发育快速阶段，早产、双胎、多胎儿追赶生长需要更多的营养。

（2）评估及分类：蛋白质-能量营养不良分别以体重/年龄、身长（高）/年龄和体重/身长（高）为评估指标，采用标准差法进行评估和分类，测量值低于中位数减2个标准差为低体重、生长迟缓和消瘦。见表2-5。

表2-5 蛋白质-能量营养不良评估及分类

指标	测量值标准差法	评价
体重/年龄	M-3SD ~ M-2SD	中度低体重
	< M-3SD	重度低体重
身长（高）/年龄	M-3SD ~ M-2SD	中度生长迟缓
	< M-3SD	重度生长迟缓
体重/身长（高）	M-3SD ~ M-2SD	中度消瘦
	< M-3SD	重度消瘦

（3）预防：产后尽早开奶及与新生儿皮肤接触，以促进母乳喂养的良好建立。建议纯母乳喂养至6月龄，之后给予充足、安全和适当的辅食，并继续母乳喂养至2岁或更长时间。婴儿配方奶是不能纯母乳喂养时的无奈选择。合理安排一日的生活作息；顺应喂养，食物多样，平衡膳食；定期生长监测，及时发现并纠正营养风险状态；按时进行预防接种。此外，充足的睡眠、适当的户

外活动、适量补充维生素 A 与维生素 D、良好的生活环境和护理也很重要。

(三)几种常见慢性疾病及其管理

1. 先天性心脏病

(1)概述:先天性心脏病简称“先心病”,是胎儿期心脏及大血管发育异常所致的先天性畸形,是小儿最常见的心脏病。根据左、右心脏及大血管之间有无分流可分为:左向右分流型(潜伏青紫型),右向左分流型(青紫型),无分流型(无青紫型,如肺动脉狭窄等)。各类先天性心脏病的发病以室间隔缺损最多,其次是房间隔缺损、动脉导管未闭和肺动脉瓣狭窄。

(2)管理:①登记并关注患有先心病的儿童,合理安排患儿平日身体活动;根据天气变化及时增减衣物,避免呼吸道感染的发生;②饮食上,要给予其营养丰富、易于消化的食物,少食多餐,每餐不要吃得过饱,保持大便通畅,以避免排便时增加心脏负担,如有不适症状如体力下降、精神欠佳等应及时到医院就诊;③按体弱儿管理要求做好儿童保健系统管理。

2. 支气管哮喘

(1)概述:哮喘是一种常见的以气道高反应为特征的慢性呼吸系统疾病,以可变的症状如喘息、气短、胸部紧迫感和/或咳嗽为特征,伴有可逆的气流受限。这些改变通常由过敏原、天气改变等刺激因素,或者呼吸道感染所诱发。哮喘的诱发因素主要有:①吸入过敏原,如尘螨、动物的毛屑、真菌、花粉;②食入过敏原,如牛奶、鱼、虾、鸡蛋、花生、小麦等;③呼吸道感染,特别是病毒和支原体感染;④强烈的情绪变化,如激动、暴怒等;⑤运动和过度通气;⑥与冷空气、雨水等接触。

(2)管理:哮喘发作可减弱儿童的呼吸功能,有些因素可突然引起哮喘发作,甚至致使死亡。因此,登记并牢记儿童的具体信息,如姓名、性别、具体的过敏原,避免吸入和摄入过敏原,避免接触致敏因素,发生呼吸道感染的儿童应及时就诊,避免剧烈活动,避免强烈的情绪波动,做好个人的护理,遇到哮喘发作时及时送医院。

3. 癫痫

(1) 概述：癫痫是一种脑部疾病，患儿持续存在反复癫痫发作的易感性，并因此引起神经生物学、认知、心理学及社会方面的后果。癫痫发作则是一种症状，表现为惊厥性发作和非惊厥性发作，前者指的是伴有骨骼肌肌肉强烈收缩的痫性发作，后者则不伴有骨骼肌收缩，如典型失神、感觉性发作。长期、频繁或严重的癫痫发作会导致脑损伤，甚至出现持久性神经精神障碍。

(2) 管理：①要登记并牢记癫痫儿童的信息，包括其所服用的药物及使用方法；②避免儿童到危险场所，以免癫痫发作时发生伤害；③避免其过度劳累和紧张等；④加强平时护理，避免发生呼吸系统的感染以至于诱发癫痫的发作；⑤平时生活中做到膳食均衡、适量活动，饥饿时及时补充能量，遵医嘱口服抗癫痫类药物，避免漏服或者因为体重的增加致使药物用量偏低不能有效控制癫痫的发作；⑥在癫痫发作时，应记下发作的时间和时长，侧卧位，保持其呼吸道的通畅，发作后要给予抗癫痫药物预防复发；⑦如果癫痫发作时间持续30分钟以上，或反复发作而在间歇期意识不能恢复超过30分钟，则为癫痫持续状态，可造成不可逆的脑损害甚至死亡，发生后需及时送往医院救治。

五、伤害防控

WHO对伤害的定义：伤害是由于物理能量如机械能、热能、电能、化学能，以及电离辐射等物质以超过机体耐受总程度的量或者速率急性作用于机体所导致的损伤。在某些情况下(例如溺水或冻伤)，伤害是由于氧气或热能等生命基本物质的急性缺乏所导致的。

大量证据表明，伤害不是意外，可以预防和控制。一个人发生伤害并不是因为“倒霉”，伤害发生有规律，每个人发生的概率不同。无数的实践和研究证明，通过采用科学的预防措施可成功减少伤害发生和死亡。调整看待伤害问题的角度，跳出受伤者的视角，全面分析伤害事件，绝大多数伤害有明确可以干预的危险因素。

婴幼儿伤害的发生与其自身生理和行为特点、被照护情况、环境等诸多因素有关。常见的伤害类型包括窒息、跌倒伤、烧烫伤、溺水、中毒、异物伤害、道路交通伤害等。

（一）预防措施

婴幼儿伤害重在预防，应消除环境中的安全隐患，教会照护者在家庭、托育机构及户外等场所避免婴幼儿伤害的具体方法，同时对稍大的幼儿进行安全教育。

1. **培训照护者** 定期组织照护者培训，讲授婴幼儿伤害预防的方法以及伤害发生后的处置，并进行现场演练。

2. **加强照护** 照护婴幼儿时要遵循预防婴幼儿伤害的基本照护原则：①对婴幼儿照护不能间断。照护者要始终让孩子处在自己视线范围内，可以看到和听到，不能让孩子处于没有成年人照护的状态下；②近距离照护婴幼儿。照护婴幼儿时与其保持较近距离，遇到危险时能及时保护婴幼儿；③照护婴幼儿时不分心。照护孩子时不聊天，不使用手机、不看电视等。

3. **指导幼儿** 照护者在日常生活中对年龄较大的幼儿进行伤害预防的指导。

4. **消除安全隐患** 婴幼儿伤害可以发生在任何房间、区域等环境空间内，照护者随时注意检查婴幼儿生活场所中是否存在安全隐患，发现隐患及时消除。常见的环境危险因素包括：地面湿滑、有高度差、有障碍物，没有固定位置收纳可能导致伤害的物品；楼梯、阳台、厨房、热水房、行车道路、停车场等区域缺乏隔离措施；建筑结构、家具、玩具等不适合儿童生长发育水平等。

（二）应急处置

1. **目的** 婴幼儿伤害特别是严重伤害的现场急救极为重要，直接关系到婴幼儿生命的挽救和伤残的减少。因此，要指导照护者掌握婴幼儿常见伤害的应急处置方法，将伤害导致的身体损伤降到最低。

2. **原则** 在短时间内基本满足婴幼儿最基本的生命活动需要，为进一步抢救争取时间。如果是严重创伤，需要掌握三项基本急救技术，包括心肺复苏、控制外出血和骨折固定。

3. **步骤** 面对突发伤害，婴幼儿不仅处于惊恐状态，而且由于年龄小，难以正确表达自身感受及疼痛部位。因此，首先，需要对婴幼儿进行基本检查判断。现场伤情判断急需确定的内容是意识状态、运动能力、疼痛叙述、全身情况。其次，要在进行现场急救处置的同时，尽快拨打120急救电话，做好转运工作。

有关儿童伤害预防及应急处置，具体可参见《儿童伤害预防与控制工作指南》及《托育机构婴幼儿伤害预防指南》等。

六、照护者身心健康

包括照护者身体健康保障和心理健康保障。

（一）身体健康保障

良好的体力是照顾好婴幼儿的基本条件。照护者要做到劳逸结合，给自己一些私人空间和时间。比如每周安排半天的时间请保姆或将孩子放到老人家，一个人或约朋友外出做喜欢的事情；参加免费托管孩子的兴趣课，既可以放松身体，又可以减压；小睡一会儿；孩子入睡后洗个澡、看看手机、电视、书籍。每天用10～15分钟放松身体，做好身体保健。如有身体不适，及时就医。

（二）心理健康保障

保持情绪稳定是与婴幼儿良好互动的前提。照护者要善于释放情绪，尤其不要积压不良情绪。照护者接受自己的有限，精力有限、能力有限、时间有限，别对自己太苛刻。学会释放和转化负面情绪。转化负面情绪的三种方法：一是用文字的方法，包括说出来、写出来，也可以画出来；二是把情绪转化为动能，比如运动、逛街、做家务；三是把情绪变为声能，如唱歌。

照护者还可以通过当地妇女联合会、家庭教育研究会、妇幼保健机构、社区等机构进行个案咨询、团体小组学习成长；也可以学习亲密关系和亲子关系系列课程，探索对爱和安全的需要，增加安全感和归属感。另外，可以通过琴棋书画、手工活动修身养性，与周围人建立支持系统，创造属于照护者的个人空间。患有严重抑郁、焦虑的照护者，应寻求专业人员的帮助。

第三节 早期学习机会

一、早期学习机会解析

（一）早期学习及早期学习机会的含义

早期学习特指0～3岁婴幼儿的学习，是婴幼儿通过与人、物品和环境的接触所进行的探究活动。其本质上是一种原生性学习（非安排性），是婴幼儿成长需求所伴随而来的本能。从学习的内容看，早期学习主要是一种能力提升的学习，包括生活能力、认知能力和社交情感能力等。在生活中学习生活能力和通过人际交流进行人际学习，是儿童早期学习的核心内容和主要方式。

早期学习机会是指提供与婴幼儿主动学习相匹配的各种环境和条件，包括多种形式的刺激、经历和接触等，使婴幼儿达成各种学习效果，提升各种能力。“刺激”“经历”和“接触”三个词从不同角度强调了人为提供的真实或非真实、直接或间接的学习体验的机会。“早期学习机会”的提出，强调了婴幼儿是学习的主体，照护人的职责更多的是提供机会以帮助其达成学习效果。而“早期教育”往往过分急于给婴幼儿定立规则和标准，将正确的方法早早教给婴幼儿，把成人的标准灌输给婴幼儿，主观上避免其不走弯路，实际上是把婴幼儿限制在既成的框架中。

（二）重要价值

主要体现在促进身体发育以及能力获得与提升两个方面。

1. 促进婴幼儿的成熟，即通过环境活动，促进身体尤其是大脑发育，促进心智发展。

2. 促进婴幼儿形成“记忆策略”，学会把不相关的信息组成有意义的单位。

3. 让婴幼儿获得个体经验，即实际经历，提升生活能力和适应环境能力。

4. 让婴幼儿表现出不同的认知取向，即表现出多元智能。

5. 让婴幼儿与他人形成“共同体”，互相影响，互相促进，共同成长。

（三）早期学习的内在机制

人类大脑发育就是伴随学习的过程，因此生命早期学习是始于胚胎阶段，贯穿在婴幼儿成长的各个时期。

1. 婴幼儿具有强大的学习能力，是一个积极主动的学习者。研究表明，婴幼儿学习和思维的方式，和一般科学上所使用的学习和思维方式，即探究式学习方式是十分类似的。婴幼儿会对照场景显示的结果，以及注视别人动作和倾听别人的语言反应，作一些因果关系的相关比较，以试探他们的假定。

2. 婴幼儿的学习是由先天基因框架加上后天经验来启动和发展的。研究认为，由于进化形成的基因为后天的发展提供了生而具有的某些能力和发展蓝图，或称为框架；而后天的环境刺激（机会）会激发各种能力的发展，决定其具体的内容和细节（先天起源与后天达成）。

3. 学习方式是社会互动性模仿和实际环境中的非正规探究。婴幼儿的学习内容涉及许多方面，但不是分散进行的课程，而是组合发生在日常生活环境和场景之中的探究过程。婴幼儿会随时主动地从各种场景中学习，那些设置系统的和知识性的早期教育项目往往是错误的。

4. 生理成熟度、关键期与个体差异。婴幼儿的学习是建立在其生理成熟度基础上的，同时各个领域的学习具有关键期特点。意味着某种能力是需要在某一特定时段来达成的。同时，每个婴幼儿学习和发展也是有个体差异的。照护人要认同差异的存在，而这些所谓差异在很多时候是正常范围的变异，不宜盲目攀比。

二、早期学习机会创设

婴幼儿早期学习机会贯穿在日常生活的方方面面，学习的效果是伴随着养育照护过程所习得的。从早期的视觉、听觉等多种感觉输入刺激，到出生后提供的日常生活照料，再到玩具（可以利用家庭日常用品）、阅读绘本等，为婴幼儿提供全方位的早期学习机会。

（一）生活照料——养中学

婴幼儿的日常生活照料包括进餐、睡觉、换尿布、穿衣服、洗手、洗澡、如厕和户外活动等，这些贯穿每一天的护理活动确保了孩子的需要、舒适、安全和健康。同时，照护人可以将日常的养护变成更富有意义的活动和学习的载体，帮助孩子在这样的养护过程中学习获得生活的技能和行为，培养良好的自理生活能力和行为习惯，并在学习探索中体验快乐、满足。即使照护者很忙，也可以通过目光、微笑、点头、问候等告诉婴幼儿家人在关注他/她，并且家长对待婴幼儿的养育态度和行为要一致。根据婴幼儿的发育水平，引导和培养其自理生活能力和良好的行为习惯。例如，7～9月龄开始学习固体食物的咀嚼、吞咽技能；10～12月龄学习抓食，用杯饮；1岁半左右可以让幼儿练习用匙进食，学习脱袜子、脱鞋，示意、练习大、小便；15～24月龄学习排便控制，进行如厕训练；鼓励2岁以上的幼儿帮助家长做一些简单的家务活动，如收拾玩具、扫地、帮忙拿东西等。对婴幼儿每一次努力都给予具体而有针对性的表扬。如出现无理哭闹等不适宜的行为时，可采用消退（不予理睬）或转移等行为矫正方法，让幼儿懂得日常行为的对与错，逐步养成良好的行为习惯。

（二）语言交流——说中学

给婴儿创造丰富的交流环境，如及时回应婴儿的发音、模仿婴儿发声以鼓励婴儿发音，达到“交流应答”的目的。培养婴儿对语言的理解能力，将实际物体、动作、指令等与语言相联系，如在婴儿期经常叫婴儿名字、指着家中物品告诉他/她物品的名称，边挥手边说“再见”。经常同婴儿交流、引导婴儿发“ba ba”“ma ma”等语音，提高其对发音的兴趣。1～2岁是儿童语言发展最快的时期，鼓励幼儿说出身边物品名称、短语，鼓励用语言表达需求和参与简单对话。经常与幼儿一起看图画、讲故事、说儿歌，教幼儿指认书中图画和身体部位，鼓励幼儿回答简单问题、复述简单故事、讲述图画，教幼儿说歌谣、唱儿歌。

（三）玩耍游戏——玩中学

婴幼儿在日常生活的玩耍与游戏活动中获得身体运动和手的操控能力、认知和社会情绪技能的发展。照护者在日常生活中融入玩耍，并经常开展与婴幼儿年龄相匹配的游戏活动。提供适合的场地、玩具或家常物品，让婴幼儿自由地探索和玩耍，引导其锻炼视觉、听觉、触觉，身体的力量、灵活性和协调性的控制及手眼协调等能力，如给新生儿做抚触，让婴儿够取、抓取毛绒球，敲打、套叠塑料杯、碗，在地板上俯趴、翻滚、爬行，拉物站立、扶物行走；根据年龄发展与婴幼儿一起玩藏找东西、躲猫猫、假扮不同人物或场景等亲子互动游戏，促进其认知、社会交往和情绪、情感等能力的发展；经常带婴幼儿接触大自然，在自然环境中跑、跳、踢球，和幼儿一起探索自然界的事物或现象，激发其好奇心与探索欲望，包容婴幼儿玩耍过程中的敲打、摔、扔、弄脏衣物或身体甚至破坏物品的探索行为，培养其活动后自我清洁和整理的良好习惯。

不同年龄小儿的玩具选择建议，具体如下。

1. **出生至3月龄** 应供给婴儿发展视听感觉的玩具，培养小儿注意力和全身运动。选择体积稍大，色泽鲜艳、光彩夺目或带有声音的玩具，如吹塑娃娃、彩色的塑料皮球、哗楞棒、带铃的环、捏响玩具、小镜子、塑料小动物等。

2. **4～6月龄** 选择能抓在手里摇晃发出声响的硬塑玩具，能活动或局部能动的色彩鲜艳有响声的硬塑玩具，如动物摇铃、环状摇铃、八音盒、旋转玩具、音乐不倒翁、音乐拉响的玩具、发条动力玩具等，放在婴儿能拿到的地方，以训练其抓握能力。

3. **7～9月龄** 听觉及运动能力加强，开始学爬行，并能理解一些成人的语言。此时可选择积木、娃娃、套碗、小鼓、小铃和小钢琴等玩具。为了训练婴儿爬行，应选择一些可以移动的玩具，如塑料球、皮球和可以运动的玩具小汽车等。

4. **10～12月龄** 手的动作逐渐加强，并开始学走路。此时可选择一些机动带有响声的玩具，以提高小儿走路的兴趣及锻炼行走，如小推车、拖拉玩具、球类和能开动的车；还有可以训练小儿手指动作的玩具，如小动物玩具、娃娃、布图书、积木、小套圈、杯、小篮、各种插塑玩具等。

5. **1～2岁** 小儿喜欢抓摸物品，对一些色泽鲜艳、新奇声音的玩具感兴趣，可选择的玩具较多了。小筐、小铲、小家具、餐具、小水桶等可以玩沙、玩水的玩具，整套的过家家玩具，仿制的水果、蔬菜、小电话等，还有能让小儿拿着到户外活动的玩具，如开动的小汽车、大皮球等。

6. **2～3岁** 小儿好动，喜欢模仿成人的生活和动作，有一定的思维能力，可选择一些简单的拼插积木、简单的图形镶嵌软塑、有各种形状孔洞的智盒、串珠、简易拼图，可穿脱衣服和鞋子的娃娃，交通、水利系列玩具等。这些玩具可帮助小儿学习识别颜色、形状等概念，扩大知识范围。还可以给小儿准备小三轮车，锻炼小儿的协调动作能力。

（四）共同阅读——读中学

共同阅读是倡导照护者和孩子一起阅读，并需要交谈。由家长先说，鼓励孩子反馈，家长对此再作出反馈，孩子再给出回应。这种交谈式阅读，可以让孩子调整自己的注意力，与成人阅读者的注意力保持一致，能有效丰富孩子的词汇量。即使对于1岁以内婴儿也是如此，他们的反应或反馈可能仅仅是简单的看或指的动作。照护者需要接纳并重视这些瞬间的表情或小动作，并把他们当成是儿童会说话前的“语言表达”。在孩子学会使用言语交流前，家长要和孩子共同度过大量有意义的阅读时光。作为照护人，要与孩子每天单独（或成对）进行共同阅读。具体方式可以是搂抱着孩子、分享孩子视觉关注的书里的事物并进行亲密的交流。共同阅读几乎可以在一天中的任何时间进行。因为这是照护者能为孩子做的非常重要且有效的事情，并不是“额外”的工作，应该被专业人员和家长列在“必做事项”中。建议将这种阅读方法融入日常的养育活动中。

1. 选择具有如下特点的书籍

（1）印有大幅、清晰的图片。

（2）印有食品、动物、场景等图片的书，可用来扩充孩子的词汇量。

（3）有重复出现的短语、词汇或观点的故事书。

（4）对于婴幼儿，每页只有1张图的书较适合。

2. 不同年龄婴幼儿的用书选择建议

（1）出生至12月龄：0～3月龄的婴儿适合选择颜色亮丽、纯净、图画简单或是黑白分明的图画书；4～6月龄的婴儿适合选择布制或其他较结实材料制成的书；7～9月龄的婴儿适合选择硬纸板书，画面形象，最好一物一页；10～12月龄的婴儿适合选择情节简单、画面简洁的故事书。每页只有1个内容，以便吸引他们的注意力，如 1 盏灯、1 个苹果、1 辆汽车等。

(2) 1 ~ 2 岁：应选择有大幅图画，画面清晰、明朗，色彩鲜艳，造型大而简单，与小儿日常生活有关的书，内容能反映婴幼儿比较熟悉的事物。以后逐渐增加画片中的物品或景色，图画里的儿歌最好能够押韵，能适应幼儿们听与学，如常见的动物、水果、蔬菜等。

(3) 2 ~ 3 岁：应选择主题与幼儿日常生活有关的、画面丰富、动作变化多样、反映事物细节较多、包含较多故事内容的画书，简短有趣能反映他(她)们所熟悉的事物或简单的虚构的小故事书。选择配图的儿歌书，进一步发展小儿语言能力和记忆能力。

(五)情景体验——经历中学

孩子在 1 岁以后，喜欢模仿，开始对新奇事物感兴趣，心理活动带有明显的直觉行动性，他们的记忆和思维都是在直接与该事物的接触中进行的，他们先做后想，或边做边想，基于这些特点，可以情景性为原则开展一些日常的情景体验活动。

小年龄孩子喜欢玩娃娃家、过生日的游戏，但由于他们正处于不会自我控制的前规则阶段，生活经验比较贫乏，一些最简单的习惯也未养成。所以，可以利用情景游戏让孩子们锻炼精细动作及语言表达能力。例如，我们可以模拟小熊过生日的情景，在活动中，孩子们跟着照护者兴高采烈地走到小熊家，走到门口按上门铃，用给小熊送礼物的游戏将孩子准备的好吃的东西送到小熊的嘴中，渐渐地孩子知道了如何准备礼物(撕、剪、折、画均可)、礼物的包装(折纸或画画的能力)以及简单的礼貌用语等。可见，情景性可以给孩子直接的体验，形成稳定的概念。所以创设情景化的环境可以让孩子置身于整个活动中。幼儿年龄小，无意注意占优势，所以在学习活动中并不能要求孩子学会什么，而应该创设情景化的环境，使孩子在模拟体验中，在群体模仿中获得相关的经验。如通过创设小熊家的场景，孩子们在做饭、喂饭、接送的过程中，大小肌肉得到锻炼，也满足孩子们对小动物的喜爱之情。因为有了情景性，孩子们获得了更深的体验，积累了更丰富的经验，情景活动体验都更加易被幼儿接受。

幼儿职业角色体验是幼儿参与社会实践的有效途径，能让幼儿获得高度真实的情境学习体验，促进幼儿多方面的能力发展。儿童职业体验可以有医院、交通队、警察局、消防队、法院、飞机场、餐厅等社会设施，养育照护机构应为儿童提供高仿真设施道具、模拟社会环境，使之能够在不同职业体验主题店中扮演各行业成人职业角色，打工赚钱，在体会工作辛苦的同时获得全方位提升与收获，在玩乐中培养职业理想，规划自己的未来。

（六）优质托育——托育中学

托育是将0～3岁婴幼儿以小团体机构式的集体养育模式，作为给家长提供代为收托养育宝宝的服务。优质托育除能够为宝宝提供良好的日常生活照护外，还能时时关注到宝宝身体和心理上的不同需求，给予适时恰当的回应性照护，并能够提供婴幼儿早期学习的各种机会和环境条件。

托育机构丰富的生活和学习环境，能更有效促进宝宝大脑的发育；科学的一日生活安排，能够有助于养成自主进食、自然睡眠、玩耍游戏、身体活动及如厕、洗手等良好的生活习惯，提高生活自理能力；可以从小锻炼其集体生活能力，让宝宝不怕生、安全感强、喜欢社交、性格开朗，同时也能为学前教育做好准备。

三、实施婴幼儿早期学习的策略

我国实行“家庭为主，托育补充”的婴幼儿照护策略。在生命早期关键阶段，父母和照护人是提供孩子学习机会的主要力量。同时，作为同属保障和促进婴幼儿健康成长的一支强大专业力量，儿科医护人员特别是儿童保健人员，在促进婴幼儿养育照护及早期学习方面同样也发挥着重要作用。

（一）家庭

婴幼儿的大部分时间是在父母或家庭其他成员的照料中度过的，家庭环境和养育关系对儿童的健康成长至关重要。他们的身体、认知、社会和情感等方面的全面发展离不开父母或照护者的陪伴与支持，这也是确保其今后身心健康发展的重要基础。

1. **建立良好的亲子关系** 父母和照护人要对孩子表现出友好、喜爱和鼓励。这种情感教育应该贯穿于早期学习的始终。只有孩子感受到来自他人的爱，他才会对周围的人产生信任感，并作出友好的反应；才会促使孩子积极主动地探索外界环境、尝试新事物。亲子关系可以促进孩子情感的发展，培养良好的人际关系。

2. **提供感官刺激和动手机会** 让孩子多接触外界环境，通过对孩子感官的刺激来促进孩子大脑的发育。拿色彩鲜艳、形象生动、带响的玩具，让孩子去看、去听、去摸。让孩子多接触自然，扩大孩子的视野，看看大自然中的花草树木、日月星辰，听听自然界的各种声音，如风声、雨声、松涛声、鸟叫声等。给孩子唱儿歌，放音乐，以发展孩子的感知能力；为孩子提供动手操作的机会，如搭积木、玩玩具、穿脱衣裤、扣纽扣、撕纸、剪纸、做泥塑、玩水、玩泥沙、折纸等，以发展孩子的操作能力；要多与孩子交流，让孩子早听、多听成人讲话，鼓励孩子大胆说话等，以发展孩子的语言和记忆等思维能力。

3. **重视玩具和游戏活动** 玩具和游戏学习是婴幼儿认识世界的有效途径，在玩具游戏活动中接受新知识、认识新事物。其中的益智玩具游戏是儿童认识世界、发展智力的极重要手段。

4. **支持探索行为** 当孩子能动手、会走路后，他们对什么都有新鲜感，什么都爱去摸一摸，有时他们的"破坏"行动会让家长哭笑不得。但这实际上是婴幼儿观察世界的积极思维，是其探索心理的开始萌芽，是好奇心的一种表现。作为父母和照护人，要在保证婴幼儿安全的前提下，尽量地创造条件让其去尝试，千万不要随意限制其行动。

（二）托育机构

优质托育融合现代科学育儿先进理念，结合娴熟的育儿经验，在充分了解婴幼儿各个阶段的发展特征基础上，能为 0～3 岁宝宝提供更优质的日常生活照护和适宜的早期学习机会。

1. **丰富的语言学习环境** 保育人员会针对孩子不同阶段的语言发展重

点，采用不同的语言表达方式，培养宝宝的表达能力，比如通过游戏、唱歌、阅读等方式来提高孩子的语言表达能力。而且孩子们生活在集体环境中，交流和沟通的欲望更强，他们迫切希望能像大人一样和身边的小伙伴用语言沟通。再加上每天大量的绘本阅读课，让孩子对语言的接受度更强。

2. **更多的身体活动体验** 通过提供适合不同月（年）龄段婴幼儿的运动即身体活动机会，让孩子们既得到坐、爬、走、跑、跳等大运动训练机会，也会进行各种抓握、动手及手工活动等精细动作学习，并让孩子主动尝试，自主发挥，以增强孩子对身体的自我认知、控制能力、协调性等，而精细动作的锻炼可直接影响孩子的“聪明程度”以及未来的生活和学习。

3. **良好生活习惯的养成** 婴幼儿正是形成行为习惯的最初阶段。良好的行为习惯不是天生就有的，而是在长期的生活里点点滴滴逐渐形成的，它贯穿于孩子日常生活的各个方面。比如，孩子良好的卫生习惯是在他饮食、起居等活动中逐渐养成的，文明礼貌习惯是孩子在待人接物的过程中培养的，爱学习的习惯往往是在做游戏中形成的，爱劳动的习惯是在自我服务和为他人服务的过程中培育的。保育人员把规则和婴幼儿必须养成的习惯联系起来，贯穿于一日生活的每个环节。孩子的模仿能力强，当他们不理解的时候，保育人员就反复示范，用动作来提示他们应该怎样做。在集体生活中，孩子很容易受环境影响，加之照护者有趣轻松的正向引导，原本在家中不能专心吃饭、有序睡眠的宝宝，通常来到托育中心不长时间，便能养成规律良好的生活习惯。

4. **稳定情绪管理的培养** 具有相对稳定的情绪对人的一生发展都具有重要意义。0～3 岁婴幼儿的情绪管理非常重要，但也极易被家庭养育所忽略。日常生活中宝宝的一些情绪问题，比如当宝宝很小的要求不被满足时，孩子就会在地上打滚、哭闹；家长一旦离开孩子的视线范围，孩子就立即崩溃；还有些孩子一看见陌生人就恐惧、焦虑……此类情绪问题其实是从孩子出生开始日积月累的结果，通常到了 1 岁以后会显现。托育机构的保育师，由于掌握婴幼儿发展心理学，再加上多年的实践和经验累积，不但了解孩子成长每个阶段的心理变化与感受，还能用孩子们乐意接受的方式，参与建立孩子内心的安全感、独立性，以及对多元环境的适应能力，从而让孩子对自我情绪的调整能力逐步增强。

5. **积极的社会交往能力** 社交能力对孩子未来的生活和职业发展有着非常重要的影响。社交能力强的孩子，往往情商也比较高，能够更好地融入社会、获得成功。2 岁左右，孩子进入社会化期。托育机构的保育师会引导幼儿主动参与活动，并在活动中通过各种学习手段，让幼儿乐于交往，学会交往，并且在幼儿的交往中会有意识地引导孩子们学习如何与同龄人互动、学习社会规则，比如不能抢他人的物品，要正确表达自己的情绪，不能打人，正确交换玩具，如何与他人合作、分享等。稳定的情绪与积极的社交是紧密关联的。孩子在社交活动中的行为表现，很多时候是由情绪驱使。当孩子能够正确地面对、理解和管理自己的情绪时，他们的社交行为会更加友好，更受同伴的欢迎。

（三）儿童保健医生

儿童保健医生对于儿童个体、家庭及托育机构等的支持指导，将直接和间接地起到促进儿童早期学习机会。

1. **家庭支持** 开设育儿学校，利用线上、线下等服务形式，为父母及照养人提供有关早期学习机会的信息、支持和咨询，使家长认识到婴幼儿的学习源于家庭，始于母亲怀孕期间。鼓励父母观察并回应儿童，与儿童进行交流、玩耍，并给儿童留出自由玩耍时间，指导家长通过讲故事、在日常照护中使用当地语言等方式与婴幼儿交流，使用常见家庭物品和自制玩具与儿童玩耍，给婴幼儿提供充满关爱和安全感的家庭环境，从而使儿童获得重要的早期学习经验。在儿童保健候诊室和检查室内提供符合儿童年龄段、适合家庭使用的玩具，起到示范引领作用。对发育及行为问题儿童提供早期干预、行为问题矫正等。

2. **托育支持** 为托育机构提供技术支持。培养保育师创造安全、启蒙和创设学习环境的技能。使托育工作人员认识到儿童早期的技能主要通过人际交流获得；通过微笑和眼神交流、说话和唱歌、示范和模仿、简单游戏等促进儿童发展，也使儿童能够了解他人，学习考虑他人感受和观点。提升机构在儿童疾病预防管理、卫生习惯培养(如厕训练、洗手)和健康促进等方面的能力。

3. **社区支持** 支持社区为看护者和儿童提供游戏、阅读和讲故事的小组、图书共享、移动的玩具和图书馆等。依托社区建立宝贝图书馆、玩具流动站、家长互助小组等,为婴幼儿以及家长的交流和分享创造机会,所在社区应力所能及地提供游戏、阅读和活动的场地和空间;使婴幼儿能普遍获得优质的托育照护服务及活动和学习资源。

四、儿童早期学习面临的挑战

(一)思维变化

要从成人主观制订的教养方案转换到以婴幼儿发育规律为中心的养育方法。

(二)模式变化

要从课堂教育转换到广义养育模式,即日常生活中各个场景中的学习。

(三)认识变化

要认识到婴幼儿是一个崭新的有独立行为能力、完整、只是年龄小的个人。

(四)人格平等

要尊重婴幼儿人格,平等交朋友和进行愉悦式学习体验。

(五)游戏的重要性

游戏是婴幼儿的主要工作,玩具是其有价值的学习工具。

第四节 特殊需求婴幼儿养育照护

一、早产/低出生体重儿

(一)儿童特点

早产儿/低出生体重儿多有不同程度全身组织器官发育不成熟,或有某种遗传代谢性疾病及其他疾病，存在各种发育障碍如脑瘫、学习困难、视听障碍等风险。通过对早产儿和低出生体重儿科学照护和早期干预，绝大部分早产 / 低出生体重儿可恢复正常或者降低后遗症的影响，仅有少量发展为疾病或造成残疾。这主要是由于婴儿出生后前 3 年是大脑发育最迅速、可塑性最强的阶段，适宜的营养喂养、规律的睡眠、恰当的身体活动、良好的亲子关系和丰富的学习场景等是促进早产儿 / 低出生体重儿的健康体魄和全面发展所需。

（二）照护要点

1. 日常生活照料

（1）生活护理：袋鼠式护理为早产儿及低出生体重儿提供与子宫相同温度和质感的生活环境，可稳定母婴情绪、体温，使其安稳睡眠，促进消化，以及加快恢复正常体重等。皮肤接触、母乳喂养、对婴儿的轻抚和拥抱、与婴儿面对面目光对视，以及舒缓的儿语等对早产儿和低出生体重儿的大脑健康非常重要。早产儿纠正胎龄 3 个月后要建立相对规律的作息时间，保证充足的睡眠时间，8 月龄左右养成夜间连续睡眠的习惯。

（2）身体活动：早产 / 低出生体重儿生命体征稳定后便可进行新生儿抚触、被动运动以及视、听觉刺激等；纠正胎龄满 40 周后开始俯卧练习抬头（要求吃奶前 1 小时，空腹、觉醒状态下进行），手、口、眼协调性训练以及抓握、翻身等训练。

（3）营养喂养：低出生体重儿喂养策略应主要根据胎龄而不是出生体重，既要促进适度生长，尤其线性生长，以保证良好的神经系统结局；同时又要避免过度喂养，以降低远期代谢综合征的风险。对出生体重相似的足月小婴儿和早产儿来说，其成熟度、生长轨迹和营养需求有很大差异。为避免短期过快的体重增长增加后期代谢综合征的风险，不推荐足月小于胎龄儿出院后常规使用早产儿配方奶或早产儿过渡配方奶促进生长。对早产儿、低出生体重儿营养状况的评估既要衡量其纵向生长速率又要与同月（年）龄段群体的比较，既包括生长发育状况又要监测其营养生化指标。早产 / 低出生体重儿生后即应补充维生素 D 800 ~ 1 000IU/d，3 月龄后改为 400 ~ 800IU/d，该补充量包括食物、日光照射、维生素D制剂中的维生素D含量；早产儿生后2～4周需开始补充元素铁2mg/(kg·d)，酌情补充至矫正12月龄。使用母乳强化剂、强化铁的配方奶及其他富含铁的食物时，酌情减少铁剂的补充剂量；长链多不饱和脂肪酸（long-chain polyunsaturated fatty acid，LC-PUFA）对早产儿神经系统及视网膜发育有重要作用，尤其二十二碳六烯酸（docosahexaenoic acid，DHA）和花生四烯酸（arachidonic acid，ARA），两者应在早产儿喂养时进行补充。母乳喂养是获得LC-PUFA的最佳途径，早产母乳中DHA高于足月母乳，易于消化吸收，但母乳中的LC-PUFA受母亲膳食影响较大，应加强哺乳期营养指导。目前对早产儿的推荐量：DHA 55～60mg/(kg·d)，ARA 35～45mg/(kg·d)，直至胎龄40周。

2. **安全健康保障** 早产儿以及低出生体重儿自身免疫力和适应力都较差，且存在神经系统发育异常的高风险，这对照护者提出更高的要求。他们不仅要按照早产儿喂养护理规范照护好孩子的喂养、睡眠等日常生活，而且对孩子的神经心理行为发育要予以更多的关照。

平时要做好健康监测，包括体重、身长及头围的生长，眼科随访以及听力随访，神经运动发育评估，语言发育评估以及社会情绪和行为评估。早期发现问题，早期干预。儿童保健随访的时间通常为：纠正胎龄6月以下的婴儿，一般每月1次；6～12月龄每2个月1次；12～24月龄每半年1次；随后可以1年1次。随访的几个关键时刻：出院后7～10天，评估新生儿疾病恢复情况和是否适应家庭环境；纠正胎龄4～6月龄，证实有无追赶性生长和需要早期干预的神经学异常；纠正胎龄12月龄，证实是否存在神经学异常，也是第一次进行智力发育评估的最佳时机；纠正胎龄18～24月龄，大多数暂时性神经学异常都会消失，大多数可能的追赶性生长也都发生，可做出儿童最终生长发育预测；3岁时可更多地进行认知和语言功能评估。

3. **早期学习机会**

(1)在日常生活照护中进行学习：通过拥抱、眼神接触、微笑、发声和手势等保持有愉悦的互动。对于一些胎龄小的早产儿来说，孩子的互动反应可能仅仅是简单的看或者指的动作，照护者必须接纳并重视这些瞬间的表情和小动作，及时回应。

(2)开展多种形式的游戏活动：按照不同月龄段需求开展，如婴儿操、抱着孩子转圈圈、在大球上颠滚、爬隧道、跳蹦床等运动游戏；跟孩子咿呀对话、聊天、吹泡泡、照镜子、躲猫猫、唱儿歌等认知语言的游戏；角色扮演、过家家、给娃娃喂水、换尿布等社交游戏。根据早产儿和低出生体重儿生长发育特点，可融合大运动、精细运动、语言、认知、社交各元素，促进婴幼儿的整个大脑以全面的发育和成熟。

(3)创造丰富的语言环境：初期给予视觉刺激和听觉刺激，觉醒时用格格声、语言和音乐等进行听觉刺激，听反应差的要加强声音的刺激。3～4月龄要进行语言刺激，和孩子面对面看着他的眼睛，用微笑、夸张的表情、稍高调的声音或用玩具逗引、逗乐，使他兴奋并发出声音。逐渐可以抱起婴儿，做张嘴和吐舌的动作，或者其他的各种表情，并用稍高调和婴儿“说话”。语速要慢，有停顿，让其看到并模仿学习，也可模仿各种动物的声音。7～8月龄时要训练孩子对语言的理解，如再见、谢谢等。1～2岁是儿童语言发展最快的时期，通过说做并行、模仿口型等训练，鼓励幼儿说出身边物品名称、短语，鼓励用语言表达需求和参与简单对话。

(4)早期进行阅读的培养：在照护者和孩子之间建立语言交流的双向互动。重在培养孩子对阅读的兴趣和习惯，发展其语言和思维能力，愉悦心情，享受亲子快乐时光。经常与幼儿一起看图画、讲故事、说儿歌，教幼儿指认书中图画和身体部位，鼓励幼儿回答简单问题、复述简单故事、讲述图画，教幼儿说歌谣、唱儿歌，激发其好奇心和自信心，培养独立、毅力和勇敢等优良品格。

二、单亲/再婚家庭婴幼儿

(一)家庭特点

单亲/再婚家庭相比完整家庭更容易对孩子造成心理方面的创伤，产生消极影响。这是由于，一方面照护者可能会把压力和不良情绪发泄到婴幼儿身上，造成孩子长期被忽视、被虐待，从而对家庭的温暖和爱的感受缺失，产生被抛弃感，形成心理创伤。持续的创伤让婴幼儿产生恐惧、焦虑、紧张，产生冷漠、自我封闭的状态，形成自卑心理。另一方面由于家庭结构的改变，使照护者对婴幼儿有亏欠感，会过度补偿，表现为溺爱、纵容、过多包办代替等，这样会导致照护者无意识剥夺婴幼儿成长的体验过程，形成自私、任性性格，缺乏共情能力，影响婴幼儿未来人际交往能力发展。尽管如此，单亲/再婚家庭对婴幼儿的影响也并非全部为消极的。美国教授约翰·德弗雷指出，家庭的结构并不说明这是否为一个稳固的家庭。完整家庭中的冲突比离婚带来的负面影响要大得多，在某些情况下，父母离婚可以减少家庭冲突，增加家庭的稳定性，降低冲突对孩子产生的消极影响。同时单亲/再婚家庭会由此获得多方面支持和资源，给予婴幼儿更多的关注和爱，建立稳固、温暖、和谐、有爱的家庭结构，婴幼儿就可以拥有健康的身心和完整的人格。

（二）照护要点

1. 生活起居照料

（1）饮食营养：不管是母乳还是配方奶喂养，都是构成亲子情结的重要因素。婴儿的基本信任和安全的迹象之一是稳定的吃奶行为。有研究显示，6～12月龄婴儿的体重过度增长可能与母亲喂养频次及识别婴儿信号的敏感性较弱有关。如果单亲/再婚家庭婴幼儿更换照护者，会影响新的照护者对孩子饥饿信号的识别，造成过度喂养和喂养不足。婴幼儿需求得不到满足，积累的情绪会影响消化功能，造成婴幼儿厌食、挑食、营养不良或者肥胖等疾病。此外，婴儿通过添加辅食，可以品尝不同食物的味道，体会不一样的感觉，体验愉悦、愤怒、伤心等复杂的情感，丰富他们的情感世界，也是婴幼儿走向独立的过程。

通常情况下，婴幼儿处于睡眠-饥饿-觉醒玩耍-哭闹-哺乳进食-睡眠的循环状态。单亲/再婚家庭要顺应婴幼儿身体需求，让孩子有机会体会身体饥饿感和饱腹感，培养自主进食的习惯。焦虑、抑郁的情绪和家庭里的不利关系，会导致照护者很难充分感受自己的孩子饮食的需要，可能会造成喂养不当，导致孩子偏食、厌食、营养不良。照护者可以通过拍视频记录婴儿生活，在专业人员的指导下,观察婴儿成长的过程,提高对婴幼儿需求的敏感度。照护者允许婴幼儿选择食物,能够适量进餐,享受食物带来的美味和内心愉悦感。让孩子学会享受家庭生活,学会社会技能。

(2) 身体活动:婴幼儿身体活动的过程,也是与环境相互作用的过程。单亲 / 再婚家庭可能会面临照护人的改变 / 频繁更换、改变居住场所。以上因素会让婴幼儿产生陌生感,导致活动减少、退缩,或者不安。建议照护人尽量固定,外界环境的物品和布局尽量保持与之前一致,增加婴幼儿安全感。活动空间逐渐增大,他们可以用身体的活动大胆探索周围环境。

(3) 睡眠与如厕:单亲 / 再婚家庭的婴幼儿经历了父母婚姻的变动,会感受到被忽视,产生孤独、愤怒、悲伤和无助感,害怕被父母一方或双方抛弃,恐惧感更加强烈。这些经历和体验使婴幼儿容易出现睡眠变化、如厕技能倒退以及食欲的改变。因为情绪的波动和家庭结构的改变,婴幼儿容易出现怕黑、夜眠不安、夜醒次数增多等睡眠状态的变化。单亲父 / 母尽量与孩子保持稳定而亲密的亲子关系。婴幼儿与非监护的父母定期会面,营造温暖温馨的氛围,让他们感受来自父 / 母的关爱。夜晚婴幼儿出现睡眠变化时,照护者尽量保持情绪平稳、耐心,孩子可以观察并逐渐模仿到成人的安静和不害怕的表现。照护者口头表达让孩子安心,如"妈妈在这里陪你,你很安全"。

如果照护者对婴幼儿过于严厉,加上环境压力、与家人分离,可能导致婴幼儿如厕技能倒退,如幼儿原来能够自己坐马桶排便,后来出现大、小便失控,行为退行到婴儿状态。因此,照护者应了解并接纳这是婴幼儿暂时的状态,通过听音乐、做游戏、皮肤抚摸等,让孩子慢慢放松下来。用拥抱、微笑、肯定等方法奖励婴幼儿排便的进步,重新培养良好如厕技能。

2. **安全健康保障** 协助婴幼儿建立规律的作息习惯,建立安全、舒适和秩序感,给婴幼儿创造安全稳定的外部生活环境,有助于他们运用身体探索周围的世界,满足探索欲望。

(1) 健康监测:单亲 / 再婚家庭的婴幼儿宜尽量保持照护者的连贯性,对于健康状况观察和监测更有帮助。可以就近选择社区高质量托管中心,其中的照护者可以成为单亲家长健康照护和养育孩子最重要的合作者。单亲、再婚家长按照儿童系统管理的要求，通过社区签约的家庭医生进行健康咨询和健康检查。条件允许的城市，可以预约家庭医生上门服务，定期为婴幼儿做好保健，做到疾病早预防、早发现、早诊断、早治疗。

(2) 心理安全：马来西亚籍华人林文采博士提出了“心理营养”的心理学概念。儿童在成长的过程中不仅需要身体营养，还需要心理营养，安全感是五大心理营养之一。婴幼儿获得安全感的两大来源：妈妈情绪稳定、夫妻关系和谐稳定。单亲/再婚家庭的婴幼儿，尽量保持主要照护人不变。照护者保持比较平稳的情绪，观察婴幼儿的需求给予回应。

(3) 疾病防护：照护者兼顾父亲、母亲的双重身份，压力大，如果婴幼儿患有疾病，出现食欲减退、发脾气、易激惹等症状，会让照护更加困难。按国家规定的免疫程序做好婴幼儿预防接种。通过“三浴锻炼”(阳光浴、空气浴、水浴)，增加婴幼儿对自然界的良好适应性，提高机体对周围环境急剧变化的耐受力和对疾病的抵抗力。

(4) 照护者身心健康：照护者生活状态是影响婴幼儿发展的重要因素，会对孩子产生消极影响或积极影响。单亲/再婚家庭照护者应积极参与类似线上育儿沙龙，以及专业机构育儿学校学习等。在照护者学习交流过程中，大家相互鼓励，资源共享，形成支持性团队。支持性团队可以让单亲、再婚家庭照护者感觉被理解、被接纳，拥有归属感。

3. **早期学习机会** 单亲家庭人员相对比较少，照护者很多时间要忙于家务，时间和精力有限，照护者如何高质量与婴幼儿的互动很重要。再婚家庭关系相对复杂，教育理念容易产生冲突。英国有效学前教育项目(EPPE)的研究结果显示，“父母做什么”比“父母是谁”更重要。由此可见，单亲、再婚家庭照护者做什么，比照护者是谁更重要。早期学习可以弥补单亲、再婚家庭中的不利因素，为婴幼儿提供丰富感官刺激的环境，培养孩子的兴趣和能力，发展自信心和独立性。

(1) 关爱与引导：单亲、再婚家庭的照护者做家务时，在保证安全的前提下，将婴幼儿放在视野范围之内，一起唱儿歌、微笑回应孩子；也可以一起做家务，比如一起洗衣服，让幼儿参与做饭或者做饭的游戏，既能高质量的陪伴，又能节约时间成本。

(2)玩耍与游戏：单亲、再婚家庭的照护者容易过度保护孩子，要尝试带着一份好奇心照护孩子。允许婴幼儿适当冒险，允许小的潜在伤害发生，在经历中学会保护自己，发展创造性。比如一种新的玩具，照护者先观察婴幼儿是如何玩玩具的，他们会有多少种玩法。玩的过程，也是婴幼儿探索世界的过程，体验多种选择和解决问题的多种途径，发展独立性。

(3)交流与语言：照护者在婴幼儿讲话之前就使用成人语言，把他们吸引到谈话中。聆听婴儿的声音，鼓励他们学会聆听。参与婴幼儿的游戏，创造更多交流的机会。和孩子一起读绘本。以上方法，既可以让单亲家庭的照护者多一个沟通对象，又可以让婴幼儿在体验中接收到语言信息，促进语言的发展。

(4)资源与机会：多带孩子走进大自然，既可以让单亲、再婚家庭的照护者身心放松，又可以更好地陪伴孩子。婴幼儿在大自然中学会观察和思考；进行爬坡、踩路边石、滑梯锻炼大运动能力。家庭中让婴幼儿用手抓吃饭、自己扔纸尿裤、吃饭时摆放筷子、和照护者一起收拾玩具等。这样既节约照护者的时间，又锻炼婴幼儿精细运动，让孩子体会到价值感、发展自信心。

单亲/再婚家庭可能会面临隔代养育的情况，或者照护者忙于工作或家务，缺少对婴幼儿的陪伴。在婴幼儿需要陪伴的时候，播放父母提前录制的音频，陪伴他们玩耍、睡眠。照护者多带婴幼儿参加社区0~3岁托育机构亲子活动，感受开放、平等、尊重的合作氛围。在进行室内和户外的亲子游戏时，与更多的人接触，弥补家庭成员互动少的情况，发展婴幼儿的人际交往、情绪情感表达能力。也可以通过托育机构私人订制，进行一对一指导亲子互动的方法和技巧。

每一个家庭都是社会重要组成部分，对单亲家庭/再婚家庭社会需要唤醒更多人的接纳度。照护者给予婴幼儿尊重、回应式养育和优质的陪伴，亲子之间建立安全、温暖的关系，单亲家庭和再婚家庭一样可以创造稳定、温暖、有爱、积极回应的家庭氛围，身心得到健康发展。

三、过敏体质儿童

近二三十年来，儿童过敏问题已逐渐引起大家的关注。过敏是机体受抗原性物质（也称“过敏原”）刺激后，引起的组织损伤或生理功能紊乱，属于异常的或病理性的免疫反应，过敏可以累及全身，常见的儿童过敏有食物过敏、特异性皮炎（又名湿疹）、过敏性鼻炎、过敏性哮喘、过敏性肠炎等。婴儿期或者儿童早期出现的过敏常常预示未来其他过敏性疾病的发生，因此生命早期过敏问题的防治十分重要，应引起家长及养育者的重视。

（一）过敏评估

1. **过敏的识别** 过敏性疾病的症状因缺乏特异性，常不易早期识别。婴幼儿过敏以食物过敏最为多见，皮肤改变是最常见症状之一，皮肤症状的表现具有多样性的特点，有的呈现红疹、红斑、渗出、结痂、苔藓样变等湿疹样变，有的则以水肿性红斑、风团或口周、眼周等部位的肿胀为主。消化道相关的症状是食物过敏的另一主要表现，可表现为反复出现或持续存在的腹痛（小婴儿通常表现为哭闹不安）、腹泻、便血、呕吐、反流、肛周发红、便秘、拒食等，也有少数婴儿以生长不良为主要表现。上述皮肤或消化道症状也可在其他疾病中出现，确认症状是否与过敏有关需要考虑这些症状出现的时间、频率、接触量、持续时间、诱发的可能原因等。

吸入过敏原所致的过敏常有季节性，以过敏性鼻炎、过敏性结膜炎、过敏性咳嗽、哮喘为主，过敏性鼻炎可表现为阵发性喷嚏、鼻痒（揉鼻、挖鼻）、鼻塞（张口呼吸、打鼾）、鼻涕，过敏性结膜炎以眼痒、流泪、眼红和灼热感为主要表现，过敏性哮喘以反复发作性喘息、咳嗽、胸闷、气促等症状多见，有部分儿童以间歇的反复夜间咳嗽为主要表现。过敏发生的季节、气候、环境、发作前的物品接触史是确认吸入过敏原的重要线索，如花粉过敏患儿发病一般是在特殊花粉出现的季节；霉菌所引起的过敏可能在潮湿的季节多发或加重；全年发作的患儿往往与螨虫、蟑螂、动物皮毛有关。

在所有过敏性疾病中，严重过敏反应可危及儿童生命，一旦发生应即刻抢救。严重过敏反应可在暴露于过敏原后数分钟或数小时内发生，病情快速进展，累及包括全身多个系统，治疗不及时可导致死亡。严重过敏反应的危险信号包括：消化道（突发痉挛性腹痛、剧烈呕吐、腹泻等）、皮肤及黏膜（突发全身性荨麻疹、瘙痒、脸红等）、呼吸系统（喘鸣、哮喘、呼吸费力、持续剧烈咳嗽等）、心血管系统（低血压、心律失常、晕厥等）症状。

2. 过敏诊断的相关方法

（1）嗜酸性粒细胞检测：外周血、局部体液（鼻分泌物、皮疱液、支气管肺泡液等）或胃肠黏膜中的嗜酸性粒细胞增高可辅助诊断过敏性疾病。

（2）血清特异性 IgE（sIgE）检测：血清 sIgE 测定可协助诊断 IgE 介导的过敏，通常血清 sIgE 水平越高，患儿对相应过敏原发生过敏反应的可能性越大，但 sIgE 指标并不能反映过敏症状的严重程度。此外，对于 T 细胞、嗜酸性粒细胞介导的免疫反应，sIgE 检测阴性也不能排除过敏的可能。

（3）皮肤点刺试验：是筛查过敏原诱发 IgE 介导的速发型过敏反应最常用的方法，皮肤点刺试验阴性可基本排除该过敏原诱发的 IgE 介导的过敏反应，而阳性者则需进一步确诊。因皮肤点刺试验为体内检查，可能出现严重过敏反应，必须在具备急救设施的医院内在专科医生监督下操作。

（4）回避 - 激发试验：常用于婴儿期食物过敏者，主要是通过短期回避日常食用的可疑食物，观察临床表现的变化协助确认过敏原的种类。牛奶、蛋、贝壳类、鱼、坚果、大豆、小麦是引起过敏的最主要食物，在怀疑食物过敏时，可先从这几类食物进行考虑。一般每次严格回避一种食物 2 ~ 4 周，观察临床表现的改善情况，临床表现如有明显改善，提示婴儿过敏可能与此种食物有关。进一步，再添加此种食物，则实施了激发试验，如果临床表现加重，可证实回避食物的过敏原性质。口服激发试验可作为食物过敏的确诊依据。

（5）饮食日记：在怀疑有食物过敏或进行回避试验时记录饮食日记是对过敏病史的良好补充。建议家长详细地记录患儿每天所吃的食物，甚至包括放在嘴里的东西。母乳喂养的母亲应同时记下自己的饮食情况,并详细记录患儿出现的症状和时间。饮食日记有时可以帮助家长发现食物与过敏症状间的因果关系,发现一些隐藏的食物过敏原。

(6)其他专科检查:如肺通气功能测定,是确定儿童哮喘诊断、评估疾病严重度并指导控制药物治疗强度的主要手段;消化内镜检查用于高度怀疑食物过敏导致的消化道症状而普通评估尚无法诊断时。

(二)婴幼儿过敏的干预

过敏性疾病一旦确诊均应进行正规治疗与管理,因此家长或养育者怀疑儿童过敏时应到相关专科就诊,寻求专业帮助,而不应自行处理或治疗。除了遵医嘱使用药物对症治疗外,家长需加强针对过敏的家庭管理、预防等措施。

1. **过敏的家庭管理** 针对已确诊的过敏性疾病,采用恰当的方法避免接触过敏原是家庭管理中最根本的环节。

食物过敏者,在明确过敏原后即应进行严格回避,需要注意的是食物回避不仅仅是回避可见的自然食物,家长应学会读懂食品标签,避免为儿童购入含有过敏食物的市售食品,比如对鸡蛋过敏时,除了回避鸡蛋外,含有鸡蛋的面包、饼干等都应进行回避。因食物过敏随年龄增长常表现出自限性,即以往过敏的食物有可能在儿童成长过程中变得不过敏,因此回避往往无须终身,通常可以回避 3 ~ 6 个月后,再次进行少量的食物尝试,观察是否还会引发过敏。母乳喂养儿出现食物过敏时应坚持母乳喂养,同时回避引起婴儿过敏的食物,只有母亲饮食回避后过敏症状持续无缓解并伴有生长障碍时,才需要选用氨基酸配方奶粉喂养。人工喂养儿确定牛奶蛋白过敏时,应在专科医生的建议下进行奶粉的更换,通常会根据过敏的严重程度予以深度水解蛋白奶粉或氨基酸奶粉的建议,由于 90% 以上牛奶蛋白过敏的婴幼儿与其他动物来源的奶制品存在交叉过敏,30% ~ 50% 的牛奶蛋白过敏婴幼儿可发生与大豆的交叉过敏,因此不建议使用羊奶、豆奶等配方。对于食物过敏婴幼儿的辅食添加,目前尚无证据表明延迟添加辅食或限定辅食添加种类可对儿童的过敏起到预防或治疗作用,因此发生过敏反应的婴儿可与普通婴儿一样进行辅食的添加。

单一食物的逐渐引入可以帮助了解婴儿是否会对某种食物过敏，家长在辅食添加过程中应记录膳食摄入情况、坚持每次仅添加一种新食物且持续3～5天或5天以上的原则，同时注意观察食物添加过程中婴儿的反应，以便找到会引发过敏的食物，明确了食物过敏原再予以回避，而不必因为担心过敏的发生而延迟添加辅食，这往往会对婴幼儿的营养带来问题。6～12月龄是食物引入、不断增加和丰富食物种类的关键月（年）龄段，与普通婴儿一样，鼓励不断丰富食物过敏婴儿接触的食物种类。即使豆制品、鸡蛋、鱼虾、海产品、坚果等易过敏食物的添加，亦与普通婴儿无区别，仅需在添加过程中仔细观察，确实出现过敏时及时回避。对多种食物过敏的儿童因限制的食物种类较多，可能会继发生长不良、微量营养素缺乏等问题，家长应与专科医生、营养师保持联系，密切随访，在专业人员帮助下调整儿童膳食，适时补充营养补充剂，保证儿童正常生长发育。

对于吸入过敏原的回避，家庭管理重在控制儿童接触的环境及在特定环境中做好自我防护，可根据过敏原的种类进行调整。如螨虫（包括尘螨、粉螨）过敏者，家庭应保持室内清洁、空气流通，保持室内干燥、降低湿度，定期清洗空调过滤网，使用密闭良好的床板及枕头，使用防螨床上用品并经常进行有效清洗，避免接触毛绒玩具，避免使用毛毯、地毯。花粉过敏者，家庭应避免种植花草，在花粉浓度较高的季节注意关窗、尽量减少户外活动时间，不在户外晾晒床上用品避免沾染花粉，室内安装高效空气过滤器，外出时戴好口罩或使用鼻腔微颗粒阻隔剂，从户外回家时清洗口鼻、脸部并将外套放在卧室外。对动物皮毛过敏者，家长应尽量不养宠物，如有宠物应至少不让宠物进入卧室，同时避免接触毛绒玩具，不穿可能含有动物皮毛的衣物。对霉菌过敏者，应保持室内干燥、避免过高的湿度，定期清洁洗手间等易潮湿区域，不用地毯，注意清洁小物品（如玩具、书籍等），季节交替时衣物经晾晒后再穿着，发生霉变的衣物、食物应及时扔掉。

过敏性疾病是一种慢性病，目前特异性免疫治疗在儿童的使用还很少，定期随访过敏性疾病，在专业人员指导下进行药物干预、治疗是家长需要坚持的另一管理措施。因过敏反应涉及多系统，每一系统的过敏表现各异，家长有时需要在多个专科就诊用药。如牛奶蛋白过敏的婴儿可能有湿疹的皮肤过敏反应，还有便血的消化系统表现，家长此时应在消化专科医生处获得饮食建议的同时在皮肤科医生处听取皮肤用药及护理的建议。对于发生过严重过敏反应的儿童，家长应学习急救知识与措施，以便在发生紧急情况时可以有效自救。

2. 婴幼儿过敏的预防 回避过敏原、进行环境控制不仅是过敏家庭管理的重要措施，也是预防过敏儿童过敏发作的有效途径。因过敏性疾病具有明显的遗传倾向，针对具有过敏遗传背景的高风险儿童可进行一些干预进行过敏性疾病的预防，预防策略可早至母亲孕期开始进行。

坚持母乳喂养至少4～6个月是预防婴幼儿过敏的有效措施，母亲孕期应均衡膳食，丰富食物种类，为产后母乳喂养做好准备，目前没有证据表明孕期或产后进行易过敏食物的回避或限制可以减少婴儿食物过敏的发生，因此母亲孕期和产后无须进行食物的回避和限制，仅在婴儿确实出现过敏反应怀疑食物过敏时才需进行食物回避。对于不能纯母乳喂养的过敏高风险婴儿，在有条件时建议选择部分水解配方粉替代普通奶粉。有些研究报道建议母亲和婴儿补充益生菌（如鼠李糖杆菌LGG，动物双歧杆菌Bb-12）、益生元（如n-3）等来预防过敏，但这样的研究还存在争论，目前比较明确的是补充益生菌可以预防湿疹，而益生菌或其他营养补充剂用于过敏预防尚不作为常规推荐策略。母亲吸烟、孕期接触二手烟、婴儿接触二手烟是儿童发生过敏的高风险因素，因此，在环境设置的预防上，强调母亲戒烟并尽量减少接触吸烟的环境，家庭中亦是如此，应保护儿童远离二手烟、三手烟的环境。

3. 过敏婴幼儿养护中的其他注意事项

（1）皮肤护理：湿疹是婴幼儿过敏最常见的表现，除了去除病因、局部用药缓解湿疹的症状外，应加强皮肤护理措施，具体措施如下：①保持皮肤清洁，洗澡时使用温水并限制洗澡时间可以防止皮肤脱水，同时尽量选择不含香料的温和合成洗涤剂。②皮肤保湿对湿疹的治疗至关重要，保湿不仅可以缓解皮肤干燥的不适，还有助于修复皮肤屏障。一般来说，软膏往往具有最大的保湿效果，其次是霜剂，然后是乳液。建议选用不含香料和防腐剂的润肤剂，每天至少全身用一次，而不只是在有皮疹的部位使用。③减少对皮肤的不良刺激。不良刺激包括环境中的过敏原、刺激性的肥皂或洗涤剂、香水、粗糙不透气的衣物、汗水、唾液、感染等。

(2)预防接种：曾发生过敏的儿童，只要既往不对疫苗或其成分过敏，即过敏反应发生与疫苗成分无关，均可按计划常规进行疫苗接种，接种时机一般选择在过敏缓解期或恢复期。如过敏发生与疫苗成分有关，则疫苗接种需谨慎，应在专业人员的指导下进行预防接种。对鸡蛋过敏的儿童可正常接种麻疹、风疹疫苗，但在接种流感疫苗后应观察至少 60 分钟。

(3)托管：如需将过敏儿童交予其他人托管或进入托幼机构时，家长应详细说明儿童的过敏原和相关注意事项，以避免在托管期间儿童接触到过敏原，如在托管生活中发生过敏反应，托管人应及时记录儿童接触的物品以便寻找过敏原。托管者应保持环境干燥、清洁与卫生，时常督促儿童勤洗手以避免过敏原在手部滞留，分清每位儿童的私人物品，避免将不同儿童的食物、日常用品等混杂使用，对有食物过敏史的儿童不鼓励其与他人分享食物。

四、发育迟缓儿童

(一)儿童特点

发育迟缓是指 6 岁以下儿童在粗大或精细运动、语言、认知、社会或个人、日常活动能力等发育领域中存在 2 个或 2 个以上领域的明显落后。发育迟缓是儿童时期比较常见的神经发育疾病，发病率为 1%～3%。

0～3 岁婴幼儿是大脑发育的关键期，脑的发育具有可塑性，早期良性的经验刺激可促进脑内新生的神经环路形成。发育迟缓儿童的早期干预正是利用大脑发育的特点，在关键期给予科学、丰富、恰当的环境刺激，受损大脑能得到最大程度的修复，促进其运动、语言、行为和社会适应能力发展，可达到或赶上正常儿童；若未进行早期干预或发育严重迟缓者可发生神经系统后遗症如智能障碍、学习障碍或脑性瘫痪等。

鉴于发育迟缓儿童的发育结局有多种可能性，应对其养育照护给予更多的关注和支持，提倡在自然环境中即儿童生活、娱乐的成长环境中进行早期干预，促进身心潜能发挥，提高生存质量。

（二）照护要点

1. **生活起居照料** 发育迟缓儿童的实际发育水平与其生理年龄不相符，存在不同程度的发育落后，照护者应根据其实际发育水平和身心特点，合理安排活动、睡眠、饮食以及如厕等，培养良好的作息习惯、饮食习惯及健康生活方式，以利于日常生活的有序进行。

（1）喂养与进食：婴儿期提倡母乳喂养，在哺乳时进行皮肤接触、抚摸，培养亲子间依恋关系。对不能进行母乳喂养或母乳不足的婴儿，可进行配方奶喂养。同时，做好婴儿期辅食添加、幼儿均衡膳食以及按需补充各种营养素。

发育迟缓儿童常罹患脑发育异常、染色体异常等基础疾病，这些疾病本身可影响儿童的大运动发育，如抬头、独坐，同时这些疾病还影响进食能力，出现口唇闭合不好、肌肉无力、舌运动不良、咀嚼吞咽能力差。因此，发育迟缓儿童的辅食添加应从少量开始尝试，逐渐增加食物的质地和进食量。发育迟缓儿童易出现营养素缺乏，如铁、钙、锌、维生素 B_1（硫铵素）、维生素 B_2（核黄素）、维生素 D、维生素 E、维生素 A 等，营养素的缺乏可能与这些儿童的偏食、挑食行为有关。照护者应从小培养婴幼儿良好的饮食习惯，了解进食的基本规则，控制进食时间，培养儿童进食技能。定期进行膳食状况评估或相关实验室检查，了解营养素水平，及时调整膳食结构，必要时给予营养素补充。

发育迟缓儿童常出现喂养困难，主要与进食器官发育和口腔功能有关，也受家庭教养方式的影响。照护者在喂养时要做到耐心、开心，避免强迫，为孩子提供一个安静愉快的进餐环境；根据孩子的自身状况，选择适合孩子进食的姿势、体位和食物质地；科学地安排进餐时间和进餐次数，适当让孩子体验饥饿感。有些发育迟缓儿童表现为抓握、对捏、眼手协调能力落后，自喂能力差。照护者要顺应儿童的发育水平，在日常生活可通过抓握玩具，捏取小丸、双手传递物品等锻炼手部肌肉，给予其学习进食的机会，逐步学会手抓食物、举杯喝水、用勺自喂等。

(2)身体活动:引导发育迟缓儿童进行积极主动的运动可以增强体质,促进神经系统的可塑性。1岁内的婴儿进行俯卧、够取或抓球和其他玩具、在地板上玩耍或翻滚、绕室内爬行。1岁以上幼儿从蹒跚学步开始,可以扶家具行走、爬楼梯、室外玩耍、探究室外环境、攀爬、轻快地行走、跑步或者跳舞。随年龄的不断增长,需要诸如双脚跳、单脚跳、跨步跳与骑单车之类更有活力的身体活动。发育迟缓儿童可表现为运动落后如抬头、翻身、独坐、独走等较晚,眼手协调性差。当发育迟缓儿童出现运动落后时,应根据儿童的粗大运动、精细运动发育顺序,到专业机构接受运动干预训练,照护者在治疗师指导下学习家庭干预方法,应用于日常身体活动中。

(3)睡眠与如厕:发育迟缓儿童睡眠问题的发生率较高,表现为入睡困难、睡眠少、夜醒频繁等。照护者应从小培养孩子良好的睡眠习惯,避免过度抱睡、哄睡以及奶睡等不良习惯,睡前避免过度兴奋,尽可能固定每晚的就寝时间。在幼儿有一定自我意识、自理能力以后,尝试进行如厕训练。通常,幼儿在18~24月龄后开始进行如厕训练。发育迟缓的儿童其控制排便的能力常晚于正常儿童,要循序渐进,给予引导和鼓励,不宜强迫。

2. **安全健康保障**

(1)健康监测:为严密监测发育迟缓儿童的发育状况,在常规系统保健基础上增加健康监测频次,6月龄内每月1次、6~12月龄每2个月1次、1~2岁每3个月1次,测定身长、体重,观察生长发育状况;定期进行膳食调查、营养素检测,了解营养状况;每隔3~6个月进行发育、情绪、认知等神经心理测试,评估发育水平,明确早期干预的效果,据此指导制订下一步的干预方案。

与正常儿童相比,发育迟缓儿童的照护者付出更多的精力和体力,容易出现体力下降以及抑郁、焦虑等心理问题,应关注照护者的身体健康和心理状况,定期进行健康检查和指导,保持身心健康,避免出现儿童忽视或虐待等问题。

(2)疾病防护:婴幼儿自身的免疫系统发育不成熟,由于受到基础疾病的影响，发育迟缓儿童对疾病的抵抗力较正常儿差，应从衣、食、住、行等诸方面做好疾病预防。家庭中保持室内整洁，做好儿童和照护者个人卫生，保证儿童餐具、玩具和日常生活用品的清洁卫生；室内每日通风，尽量不带婴幼儿到人群密集、通风差的场所，降低感染风险；多参加户外活动，多晒太阳，温水洗浴，冷水洗脸，在此基础上开展“三浴锻炼”。各级各类托幼机构应严格按照托幼机构卫生保健制度的要求，落实卫生消毒工作，活动室、教室和寝室等场所空气流通，提供的食物和饮用水符合国家标准要求。寝室床铺应保持卫生，被褥整洁。餐桌、床围栏、门把手和水龙头等物体表面保持清洁。儿童餐具、毛巾、玩具等日常用品定期清洁消毒。预防和控制托幼机构传染病发生和传播。

按时接种疫苗是疾病防护的有效途径。一类疫苗作为国家计划免疫，儿童出生后必须进行接种。二类疫苗如肺炎疫苗、轮状病毒疫苗、流感疫苗等，建议根据自身情况选择性接种，以提升对相关传染性疾病的免疫力。大多数情况下，发育迟缓儿童对常规疫苗的安全性、耐受性以及免疫应答效果与正常儿无明显差异，可按照常规免疫程序进行免疫接种，但是对部分特殊儿童，如出生体重 $<2.5kg$ 的早产儿，暂缓接种卡介苗，待体重 $\geqslant 2.5kg$，生长发育良好时方可接种卡介苗。先天性心脏病患儿伴有心功能不全、严重肺动脉高压等并发症以及复杂发绀（紫绀）型先心病患儿，需要多次住院手术者暂缓接种。总之，在接种前照护者应将儿童的情况与医师充分沟通交流，有助于医师判断有无免疫接种禁忌。接种后需留院观察一段时间，确认无明显不良反应。

（3）安全保障：发育迟缓儿童由于大运动落后或运动协调性差以及认知能力的落后，不能像正常儿童一样感受周围环境的变化，识别危险和自我保护的能力较差，容易发生意外伤害。照护过程中要优化发育迟缓儿童在家庭和机构中的环境布局，密切观察，发现并消除安全隐患，规避意外伤害风险。在儿童居家、饮食、心理及外出等方面更应多加关注，考虑周全。

3. 早期学习机会 对发育迟缓儿童给予高质量的陪伴，丰富的环境刺激，培养良好和谐的亲子关系。提供各种形式的支持和活动，创造丰富的学习环境和机会，让儿童主动探索、主动学习。

(1)关爱与引导:婴幼儿大部分时间是在家庭中度过,家庭环境和养育方式对儿童早期学习至关重要。在家庭环境中,父母或家庭成员要给予儿童有效的陪伴,借助家庭物品和自制玩具与儿童游戏玩耍、唱歌或户外活动,让儿童体会父母的关爱。在早期发展中心、托幼机构,照护者与发育迟缓儿童互动时要充分表达关爱,如微笑、拥抱、眼神交流、使用温和的语气说话等。照护者应敏感识别儿童的情绪变化并积极应答他们的需求,避免忽视、身体或情感虐待。引导发育迟缓儿童积极参与团体游戏活动,增加与其他儿童接触和交流的机会,在互动中提高社交技能。

(2)玩耍与游戏:游戏活动生动具体,适合发育迟缓儿童的感知、动作、观察、记忆、思维、想象等能力的特点。每个孩子从出生开始就与父母或者其他照护者有了直接接触,以此形成最早的亲子游戏。家庭是孩子活动最多也是最为重要的场所。照护者创设良好的环境,让孩子可看、可听、可触摸、可感知。照护者在日常生活中选择与婴幼儿实际能力相符合的游戏,如给新生儿做抚触。通常1~2月龄时用红球或者红色图卡进行视觉游戏,用语言、音乐等进行听觉感知游戏;3~4月龄时用玩具逗引练习翻身,抓握玩具练习手-口-眼协调性,逗笑使孩子兴奋发出笑声;5~6月龄坐位玩耍;7~8月龄手膝位爬行追逐玩具,在孩子面前放上玩具,让其练习弯腰拾取,学习拇指抓握玩具,逐渐过渡到与其他手指配合进行捏等精细动作;9~12月龄扶着孩子跪位站起、扶着家具行走,用玩具引导练习独立行走。随着年龄的增长,可玩一些轮流性和假扮性的游戏,鼓励儿童用姿势、发声作交流。通过角色扮演,创造情景,如去商店购物、接待来访朋友等,游戏中注重互动,照护者的支持和回应能丰富儿童的经历和体验。注意游戏材料的多变性、多样化和新颖性,以满足游戏的需要。

(3)交流与语言:语言是在交流和沟通中逐渐发展起来的,照护者与婴幼儿的交流沟通在其语言发育中起着非常重要作用。在日常活动中都要及时创造语言的学习机会。从新生儿期开始就要与其进行目光交流,对咿呀发声给予回应;经常呼唤他们的名字,在孩子对名字有反应时立即鼓励;利用声音和玩具吸引孩子的视线关注，如将带有声音的各种玩具放在家长的视线前，引导孩子寻找玩具，与家长目光接触。在婴儿能力进一步发展以后，可以学习“再见”“欢迎”等简单手势。对尚未开口，只有理解的婴幼儿，应引导其对声音、物品的注意，用最简单的语言与儿童交流；对已经有语言，但内容少、形式简单的婴幼儿，家长用词语作为语言刺激反复应用于环境中，还可以向其示范短语的表达、延长句子，让其模仿，逐渐增加语句表达的复杂性、多样性。

(4)资源与机会：发育迟缓儿童享有与普通儿童同等的发展权和受教育权。家庭-社区-医疗三方联动的模式可为发育迟缓儿童提供更多的资源和机会。家庭是提供照护的主要场所，对婴幼儿照护负主体责任。通过对家庭的科学养育指导，照护者在家中提供适宜刺激，例如在觉醒时看鲜艳的玩具和红球，听玩具发出的响声和音乐，在平时喂养和护理中给予呼唤和轻抚动作，和孩子说话、唱歌，促进亲子间的感情交流，在温度适宜的情况下做婴儿体操。依托社区建立托育中心，向这些儿童及家庭提供符合年龄发展特点的课程和活动。社区还可整合社区内的政府、企业、公众资源组织家长团体，搭建服务家庭并伴之成长的平台，照护者可以相互交流，寻求支持。医疗保健机构的早期干预中心或特教机构的专业人员可提供专业的早期干预和康复训练，并指导家长进行家庭康复训练。

第三章

医育结合照护服务

导读 儿童医疗保健的使命是保障和促进婴幼儿健康成长，此与养育照护任务和目标高度一致。作为养育照护的直接承担者，家庭和托育机构的照护人需要得到专业指导服务，以确保婴幼儿拥有良好的健康、充足的营养，接受回应性的照护，开展早期学习，获得安全和保障。儿童医疗保健工作者也应重视和灵活运用照护人及其照护行为以及照护环境等关键变量，借助儿童健康管理等医疗保健服务，通过线下诊疗与线上指导等多种形式，与婴幼儿家庭及托育机构相互融通，为照护人提供专业指导服务，使养育照护更好地发挥其保障和促进婴幼儿健康成长的重要作用。

第一节　医育结合照护服务概述

保障和促进婴幼儿健康成长是医疗保健(简称“医”)与养育照护(简称“育”)共同的职责和使命。“医”主要是通过医疗保健专业机构接诊婴幼儿和指导照护人来开展照护服务，“育”主要是通过婴幼儿家庭和托育机构等日常养育照护的实施来实现既定目标。两者的分工虽有所不同,但其关联度却很高。过去的实践中，“医”和“育”多为“被动式关联”,即“育”端有问题时才求助于“医”端,而“医”端的接诊也多聚焦在婴幼儿身上,对与婴幼儿健康现状关联的养育照护方式方法等少有顾及。如何做到“医”端既能接诊好婴幼儿就诊诉求,又能兼顾到其对应的养育照护;既面对好就诊对象的专业诊疗,又做好对家庭和托育机构的日常咨询指导,在我国,由主管部门提出且被实践证实的医育结合照护服务模式应运而生。

一、医育结合的定义

医育结合是医疗保健+养育照护,是将医疗卫生机构的专业照护服务与家庭及托育机构的日常养育照护相互融通,共同为保障婴幼儿身心健康、潜能发展所打造的一种新型照护服务业态。医育结合照护服务的核心基于婴幼儿健康与发展需求以及照护者的照护质量提升需求,一方面,医疗保健机构为婴幼儿提供健康服务保障,为照护者提供养育照护指导;另一方面,家庭和托育机构依托专业照护服务,提升照护质量,消除照护相关问题,以确保婴幼儿拥有良好的健康、充足的营养和安全保障,能够接受回应性照护、获得早期学习机会。

“医育结合”是医疗保健机构将健康服务关口前移,为婴幼儿健康成长提供专业服务保障。它发挥专业资源优势,为照护人提供养育照护指导,是践行“幼有所育,幼有善育”的具体体现,是具有中国特色的新型照护服务模式,必将推动婴幼儿照护服务向更高质量、更深层次发展。

二、医育结合的依据

过去30多年里，众多领域的研究表明：要保证3岁以下婴幼儿健康成长，即良好的早期发展，最重要、最直接的措施是做好婴幼儿养育照护和照护服务。在2018年世界卫生组织第71届大会上，联合国儿童基金会等国际组织共同提出养育照护促进儿童早期发展框架。框架明确指出，养育照护由五个相互关联、不可分割的要素组成：良好的健康、充足的营养、安全保障、回应性照护和早期学习机会。同时，框架也描述了一个由政府支持、照护人履行的养育照护生态模式——在国家层面给予政策支持和帮助，社会各部门提供健康、营养、教育和儿童保护服务，在专业层面培训父母或其他照护人的养育照护知识与技能，让婴幼儿获得来自父母及其他照护人的高质量的养育照护。我国党和政府历来重视婴幼儿照护事业发展，2019年发布的《国务院办公厅关于促进3岁以下婴幼儿照护服务发展的指导意见》(国办发〔2019〕15号)，提出建立和完善促进婴幼儿照护服务发展的政策法规体系、标准规范体系和服务供给体系总体目标，明确卫生健康部门是婴幼儿照护服务的行业主管部门并主要承担相应的业务指导和工作推进任务。

细数养育照护的五大要素——身体健康、营养充足、安全保障、回应性照护和早期学习机会，婴幼儿养育照护要从保障健康和促进发展做起，即安全和健康是首要任务，早期发展是主要目标，回应性照护和早期学习机会为高质量照护不可或缺的要素。其健康与发展属性决定了养育照护离不开健康的守护者——医疗保健机构尤其是儿童保健专业指导服务。

保障和促进婴幼儿健康与发展，是医疗卫生与养育照护共同的责任和使命。将医疗保健资源与家庭及托育机构养育照护有机融合，可为照护人提供专业照护指导，这是满足婴幼儿照护指导需求的重要途径和有力保障。相关研究认为，现在已到了卫生部门需要扩展卫生认识的时候了，要超越预防和治疗疾病的范围，把促进婴幼儿健康与发展的养育照护纳入进来，这是实现人类自身潜力的一个关键因素。

三、医育结合的意义

3岁以下婴幼儿是人的全生命周期初始阶段。这一阶段既是儿童体格、运动、语言、认知以及社会情绪等发展的机会窗口期(也叫关键期),又是个体未来的健康发展、学习能力、生产力及幸福感奠定基础的时期,其作用贯穿人的一生,甚至影响下一代。这个时期的儿童,受遗传机制和环境机制的交互作用,生长发育迅速,尤其大脑发育更为快速,对环境的依存度更高,受环境影响更大;同时,身体各个方面尚未发育成熟,较为脆弱,易受到伤害,需要得到细致周到的保护与照料;另外,不确定性和可塑性很大,对外界刺激反应和干预治疗效果明显。婴幼儿的这些特性决定了婴幼儿既需要获得高质量的养育照护,同时又要获得全方位的健康保障服务。

通过医疗保健专业机构提高照护者的育儿知识技能是保障儿童健康的有效方法。医育结合模式下,照护者一方面学习并掌握婴幼儿养育照护和儿童健康管理的相关技能和方法,在养育照护实践中与婴幼儿同步成长;另一方面,对出现的照护相关问题进行及时就诊干预,可以减少或消除婴幼儿疾病的发生和发展,此乃促进婴幼儿身心健康、实现儿童早期发展的重要策略。

四、医育结合服务内容

按照服务人群及服务需求,医育结合照护服务通常提供三类服务,即针对大众的普遍性指导、针对照护相关问题的个性化服务以及针对特殊人群的特定服务。服务内容涵盖养育照护的五大领域。有关服务内容见表3-1。

(一)保证良好的健康

指导父母及其他照护人做好婴幼儿一日生活安排与照料,监测婴幼儿生长发育及情绪的发展,保护其免受各种环境威胁的损伤,养成良好卫生习惯以降低感染发生,按时接受预防接种及儿童保健服务,同时在其患病时满足其所需的医疗服务。具体服务内容包括日常生活照料、引导身体活动、进行健康监测、做好预防保健以及生病后的疾病诊疗。

（二）充足的营养和适宜的喂养

确保从胎儿期到出生后各阶段充足的营养保障以及适宜的喂养。具体服务内容包括母孕期及哺乳期营养、母乳与配方奶喂养、辅食添加与营养素补充、幼儿餐食提供与均衡膳食以及良好进食行为与习惯培养。

（三）安全保障

不仅要为儿童提供清洁、安全的理化环境，也要提供安全的家庭社会环境保障。具体内容包括环境安全、食品安全、心理安全、伤害预防以及针对伤害的应急处置。

（四）回应性照护

指导照护人在日常照护的各个环节对婴幼儿动作、声音、姿势和口头请求等作出恰当回应，读懂孩子的信号，了解孩子的需求，及时回应需要且要有感情。具体内容包括建立良好的亲子关系、敏感观察孩子的一举一动、恰当回应孩子的需求，进行互动和提供支持。

（五）早期学习机会

指导照护人掌握各个月龄段婴幼儿的学习规律和特点，为婴幼儿学习提供环境和条件，鼓励和支持婴幼儿探索、体验和经历，促进婴幼儿身体发育与生活能力发展。具体内容包括日常生活中学、互动交流时学、适合婴幼儿月龄特点的玩具游戏、进行共同阅读以及提供优质托育。

表 3-1 医育结合照护服务内容

要素	良好的健康	充足的营养	安全保障	回应性照护	早期学习支持
措施	◆ 产前和分娩期保健 ◆ 照护者身心健康 ◆ 免疫接种与儿童保健 ◆ 疾病预防、治疗和护理 ◆ 清洁水、食品与环境 ◆ 充足睡眠 ◆ 适宜身体活动（运动） ◆ 发育困难和残疾儿童的康复和护理等	◆ 孕产妇及照护者营养状况良好 ◆ 母乳喂养 ◆ 喂养和儿童营养补充是适当的 ◆ 辅食添加，按需补充微量元素 ◆ 食物多样性 ◆ 儿童营养不良应尽快得到控制	◆ 家人和孩子生活清洁、环境安全 ◆ 家人和孩子保持良好的卫生习惯 ◆ 孩子在做出不当行为时能够得到提醒 ◆ 儿童不会经历忽视、流离失所或冲突	◆ 孩子和照料者形成稳固的情感关系 ◆ 照料者对孩子的行为敏感，并能积极回应 ◆ 照料者和孩子的互动是愉快的，并能激发孩子的发展 ◆ 顺应性喂养 ◆ 对照护者情感支持及持续培训	◆ 交流过程中可使用丰富的语言 ◆ 照护者 - 儿童游戏、阅读和讲故事 ◆ 图书分享 ◆ 在日常护理中用当地语言 ◆ 家里和社区都有适合孩子年龄的玩具和早期学习机会 ◆ 能获得有质量的托育服务

五、医育结合服务框架

开展医育结合照护服务，医疗保健特别是妇幼保健机构应发挥主导作用。可将养育照护专业服务作为儿童保健的一个分支领域进行布局，组建专业团队，明确服务内涵，制定诊疗规范，打造服务路径，做好质量控制。一方面通过接诊婴幼儿，判断其健康状况，评估、干预其对应的养育照护；另一方面，通过指导照护人，传播知识技能，提升养育照护质量。与此同时，建立与婴幼儿家庭及托育机构常态化的联络机制和沟通渠道，使就诊与接诊以及咨询与指导形成良性互动，友好对接，从而使婴幼儿在家庭和托育机构中获得健康、营养、安全、回应及早期学习全要素高质量的养育照护。见图 3-1。

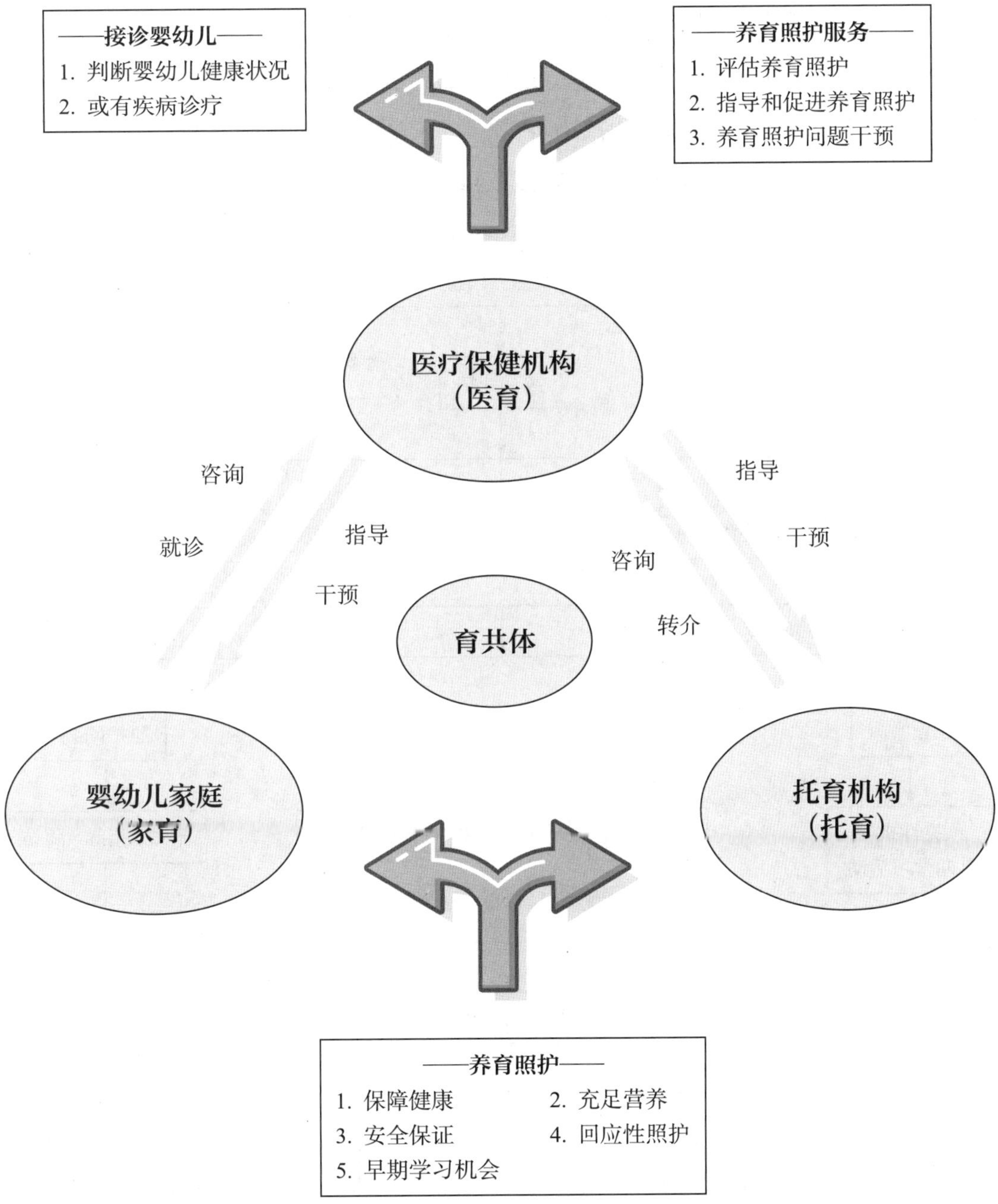

图 3-1 医育结合照护服务框架图

六、医育结合服务流程

在医疗保健机构，与照护相关的就诊大都贯穿在儿童保健就诊体系中，其就诊处理过程遵循常规诊疗路径，从查（主诉、健康与照护史、相关检查）到评（评估判断结果：正常、偏离、疾病、照护问题），到管（分类处理：指导、干预、诊疗、随访，并延伸到日常照护指导），打造一个完整的专科服务链，形成就诊服务和日常指导的常态化服务流程体系。见图 3-2。

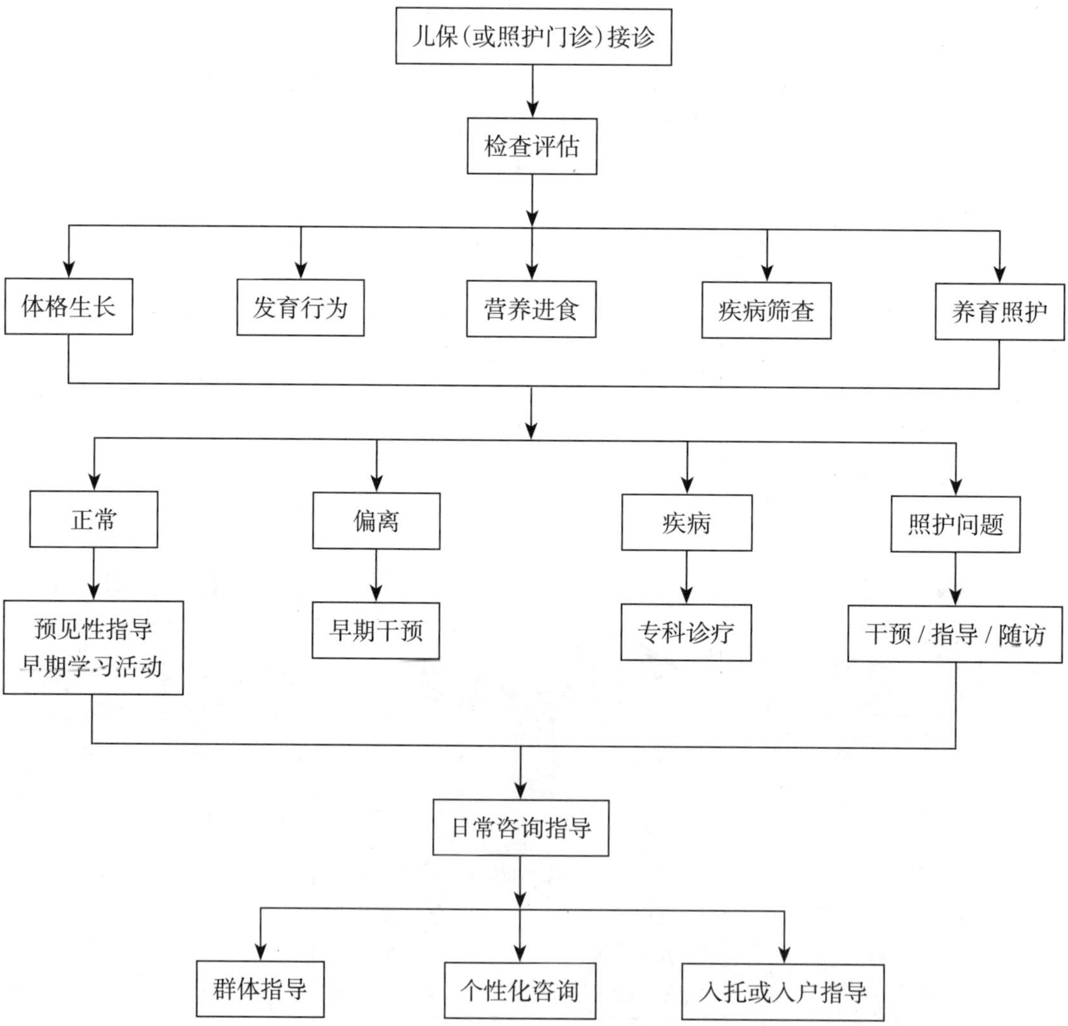

图 3-2　医育结合照护服务流程

七、医育结合服务形式

（一）建立照护指导服务中心

在医疗保健等专业机构建立针对婴幼儿养育照护评估、指导、干预、训练为主要服务内容的专业服务中心，将养育照护的专业服务纳入常态化的医疗保健服务体系中，为广大家庭和托育机构提供群体性照护服务指导以及针对婴幼儿及其照护要素的个性化就诊服务。

（二）开设育儿学校

在医疗保健机构、托育机构及社区等场所开设育儿学校，发挥专业资源优势，通过现场教学与线上宣教咨询等多种形式，进行孕期宣教指导、五大领域的照护知识培训及育儿技能实训等，为婴幼儿照护人员和托育机构保育师等提供规范化、系统化和贴近实际的宣教指导。

（三）入户和入托指导

通过互联网信息服务平台等多种形式，对接婴幼儿家庭和托育机构日常或特定的照护服务需求，由医疗保健等专业服务机构的专业人员定期或不定期深入到婴幼儿家庭进行访视和入户指导，深入到辖区托育机构进行巡查和现场指导，评估婴幼儿的健康状况，及时发现和纠正婴幼儿及其照护行为存在的问题，必要时转介到专业机构进行进一步诊疗处理。

（四）医疗保健机构兴办医育结合托育园

在医疗保健等专业机构兴办托育园，发挥医疗保健机构开展儿童健康服务的专业资源优势，直接面对婴幼儿及其照护人的照护行为，提供照护指导与问题干预，在为婴幼儿健康成长提供保障服务的同时，也为全面开展医疗保健机构与托育机构的融合照护服务提供示范引领。

（五）开展养育照护小组活动

养育照护小组活动，多由专业人员召集、有家庭照护人及托育机构保育师等参与的小型育儿活动，主要包括小讲座、育儿分享、亲子活动、实操演示及婴幼儿早期学习示教等。

（六）利用新媒体进行咨询指导

利用互联网信息技术，以文字、图片、语音、视频等形式，通过团队或个人，为照护人在日常养育照护过程中所遇到的相关问题，提供咨询解答；同时利用APP 等智能化工具向家庭和托育机构推送育儿指导。

八、医育结合创新发展

（一）政策引领，多方参与

自《国务院办公厅关于促进 3 岁以下婴幼儿照护服务发展的指导意见》（国办发〔2019〕15 号）发布后，近几年，国家和行业主管部门相继出台系列政策举措，明确了卫生牵头、多方参与、多领域合作的服务模式，强调大力发展普惠性托育服务体系，采取家庭照护、社区统筹、社会兴办、单位自办多种模式和服务形式开展照护服务，打造以托育综合服务中心为引领，有专业机构、家庭、托育及社区共同参与和发挥的综合照护服务体系和新型照护服务模式。

（二）专业指导，质量保障

在医疗保健机构创建规范化养育照护指导中心和育儿学校，建立和完善相关标准规范，关联婴幼儿家庭和托育机构，采取线上和线下等多种服务形式，提供常态化专业指导服务，提升照护人的知识和技能。

发挥医疗保健机构儿童保健学以及围产医学、新生儿医学、妇幼营养、儿少卫生以及康复医学等多学科优势，联合教育学、儿童发展心理学、大脑认知科学以及社会学等多专业领域，提供优质服务。

（三）科研助力，精准照护

进行婴幼儿养育照护风险因素研究、干预研究以及养育照护和婴幼儿发展研究，促进养育照护适宜技术研发、新产品开发以及标准规范体系建设，建立婴幼儿养育照护相关的信息数据库、生物样本库，在基线数据、指南规范、预警预测、发展趋势、卫生政策以及示范推广等方面进行重点研究，产出成果，为婴幼儿健康和发展提供精准照护。

（四）平台打造，信息支撑

建立在政府主管部门引领下的婴幼儿养育照护指导中心（含育儿学校）关联家庭、托育机构的信息化管理平台，将政府监管、专业指导、照护实施互联互通，提供基于数据信息的实时照护服务。见图 3-3。

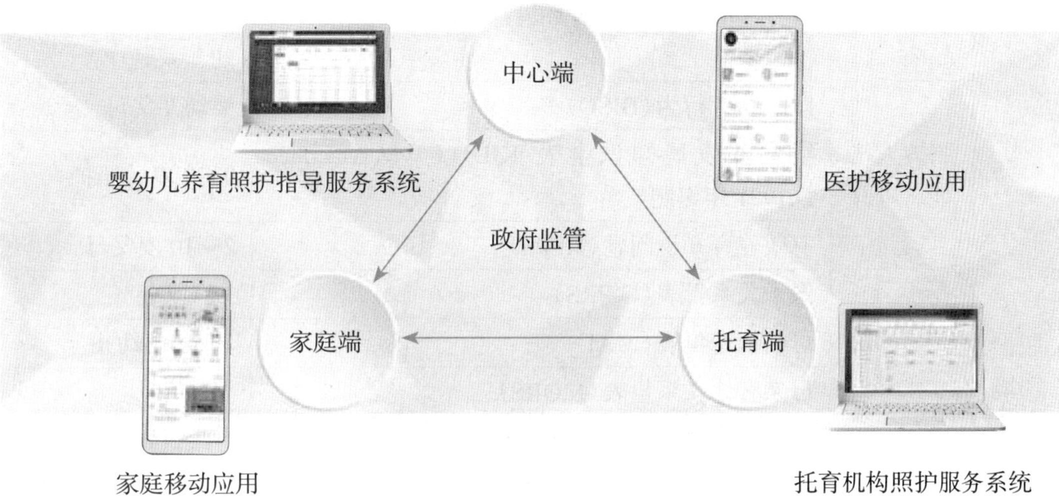

图 3-3　医育结合互联网信息管理平台

第二节　照护评估

成功的养育照护需要照护人具有良好的照护能力素养、科学的照护行为以及适宜的照护环境等共同作用，而不是单凭照护人过往经验和有限的认知就能实现的。照护人需要不断学习实践从而提升照护技能，做到与孩子同步成长。

专业人员的指导有助于家长养育技能的提高，切实有针对性的指导则基于科学的评价。目前国内、外针对照护人养育状况进行评价的工具多涉及照护行为、照护人特征及照护环境几个方面。见表 3-2。

表3-2　婴幼儿照护评估

类别	项目	量表	适用人群
照护环境	育儿环境	家庭环境观察评定量表（HOME）	婴幼儿
		育儿环境指数（ICCE）	婴幼儿
	家庭环境	0～6岁儿童家庭养育环境量表（CHNEQ）	0～1岁、1～3岁
		0～3岁幼儿家庭养育环境筛查问卷（城市版）（HSQ）	0～1岁、1～3岁婴幼儿家庭
	照护人技能/知识	睡眠养育行为（BISQ）	婴幼儿父母
		婴幼儿发展知识量表（KIDI）（美国 Macphee D.1981年编制）	0～2岁的照护人
		有效养育知识问卷（KEPS）	2～10岁父母
	亲子关系	亲子关系量表（C-PRS）	3岁以上
		母婴依恋量表（MAI）	母亲、婴幼儿
		母亲客体关系量表（MORS）	婴幼儿
		父母与同伴依恋量表（IPPA）	
		观察法：陌生情景法（SSP）和儿童依恋行为分类卡片法（AQS）	需要专业人士
	母亲（父亲）焦虑、抑郁	爱丁堡产后抑郁量表（EPDS）	产后6个月
		抑郁自评量表（SDS）	父、母亲
		焦虑自评量表（SAS）	父、母亲
		父母元情绪理念量表	父、母亲
		家庭自我表达问卷（SEFQ）	父、母亲（情绪）
	父亲参与教养	父亲参与教养问卷	父亲
照护行为	养育行为	婴幼儿养育问卷（BCQ）（英国 Alice Winstanley 2013编制）	照护者、婴幼儿
	睡眠行为	简明婴幼儿睡眠问卷（BISQ）	0～2岁婴幼儿
		儿童睡眠习惯问卷（CSHQ）	3～5岁儿童
		匹兹堡睡眠质量指数（PSQI）	普适
	喂养行为	婴儿进食行为问卷（BEBQ）	0～1岁婴儿
		儿童饮食行为问卷（CEBQ）	1岁以上
		综合性喂养实践问卷（CFPQ）	18月龄～8岁
		照护者喂养方式问卷（CFSQ）	普适

续表

类别	项目	量表	适用人群
照护行为	育儿方式	教养方式与维度问卷育儿量表(PSDQ)	普适
		育儿评估量表(PAT 戴耀华等)	0～2 岁
		父母养育方式评价表(EMBU FEE)	普适
	亲子互动	儿童养育者关系指数(CARE-Index)	婴儿版
		儿童养育者关系指数(CARE-Index)	幼儿版
		亲子互动检核表 -(PICCOLO)	照护者、婴幼儿
		亲子互动 - 喂养量表(PCI-FS)	照护者、婴幼儿
照护结局	生长发育	婴幼儿生长监测图	0～36 月龄
	早期发展	儿童早期能力指数(eHCI)(澳大利亚 Sally Brinkman 在 2013 年开发)	
	身体运动	Peabody 运动发育量表(PDMs)	0～18 月龄
		Alberta 婴儿运动量表(AMS)	0～5 岁
		菲斯克大小运动测评表	婴幼儿
		全身运动评估(GMs)	高危儿
	语言交流	Dream-IT	0～3 岁
		Dream-C	2.5～8 岁
		丹佛发育筛查量表(DDST)	0～6 岁
		年龄与发育进程问卷第三版(ASQ-3)	0～6 岁
	情绪	婴幼儿情绪社会化量表(ITSEA)	12～36 月龄
		年龄与发育进程:社交情绪(ASQ:SE)	0～6 岁
		1～2 岁幼儿依恋问卷(IAQ)(何守森编制)	幼儿
	异常行为	孤独症儿童行为量表(autism behavior check list)	孤独症筛查
		异常行为量表(aberrant behavior checklist,ABC)	精神发育迟滞、孤独症(14 月龄,3 岁以上)
	气质	婴儿气质问卷(PTQ)(95 条目)	5～11 月龄
		幼儿气质问卷(TTQ)(97 条目)	12～36 月龄

一、照护行为评估

(一)睡眠评估

良好的睡眠对婴幼儿的健康和生长发育至关重要,睡眠质量的好坏直接影响体格生长、学习记忆、心理行为等各方面的发育。对家庭而言，儿童睡眠问题会导致照护人的睡眠片段化、睡眠效率低，继而产生焦虑、抑郁等不良情绪体验，损害自身健康的同时影响其对儿童的照护；对社会而言，婴幼儿期的睡眠问题持续到成年期，可能导致高血压、糖尿病等慢性疾病的发生，造成相应的经济负担。因此，有必要对儿童的睡眠问题进行早评估、早诊断和早治疗。

2018年，国内发布的《0～5岁儿童睡眠卫生指南》推荐，采用逐级评估的方式对儿童睡眠进行评估：首先通过关键问题进行初步评估，确定儿童是否存在睡眠问题；如存在问题，进而使用标准化睡眠评估问卷进行详细评估；如问卷评估结果呈阳性，再进行医学评估和诊断。

1. **评估关键问题**

(1)儿童一天24小时总的睡眠时长，并与给出的0～5岁儿童推荐睡眠时间进行对照。

(2)了解儿童的睡眠潜伏期，即孩子入睡需要多长时间，是否存在如拒绝或拖延就寝时间和入睡困难等问题。当潜伏期 > 20分钟，提示可能存在临床问题。

(3)儿童睡眠期间(从晚上就寝入睡到次日最后一次醒来)是否有异常事件，如夜醒、打鼾或呼吸困难等。

参照国际睡眠障碍分类，符合以下情况之一者可能存在睡眠问题，需要进行进一步评估。

以下情况至少发生3次/周，持续时间至少1个月。①睡眠不安：A. 入睡所需的平均时间超过20分钟；B. 每夜睡眠中转醒频繁(> 2次/晚，针对6个月及以上儿童)；②睡眠节律紊乱：白天睡眠难以控制；入睡过早，甚至傍晚入睡；③异态睡眠：用口呼吸、呼吸暂停、打鼾、肢体抽动。

2. **标准化睡眠评估问卷** 常用标准化评估量表包括简明婴幼儿睡眠问卷(brief infant sleep questionnaire，BISQ)适用于评估0～2岁婴幼儿睡眠问题，见表3-3；儿童睡眠习惯问卷(children's sleep habits questionnaire，CSHQ)适用于评估3～5岁儿童睡眠问题，见表3-4；以及小熊睡眠筛查工具(BEARS)，适用于 2 ~ 12 岁儿童睡眠问题。

3. **需要进一步医学评估的情况**

(1) 0 ~ 2 岁婴幼儿在睡眠条件适宜的情况下，出现睡眠时间不在推荐范围内和 / 或在睡眠条件适宜的情况下睡眠潜伏期大于 20 分钟。

(2) 在睡眠条件适宜的情况下夜间醒来后无法自主入睡，需要家长干预等情况（夜醒 > 20 分钟），提示需要进一步医学评估。

婴幼儿睡眠卫生习惯的培养有赖于照护人。加强对照护人有关睡眠知识的健康教育，消除照护人的焦虑，并与照护人共同制订睡眠计划是帮助婴幼儿建立正常睡眠模式的关键。家庭督导睡眠卫生习惯培养能够明显促进婴儿的体格发育和身心发展。

表 3-3 简明婴幼儿睡眠问卷

请父母或抚养人根据儿童最近（通常）一周的睡眠情况进行回答。

1. **儿童睡眠地点（请选一个主要答案）**
   □儿童床在独立的房间
   □儿童床在父母的房间
   □和父母同床
   □和兄弟姐妹同房间
   □其他

2. **儿童睡觉的姿势主要为（请选一个主要答案）**
   □趴睡
   □侧睡
   □仰睡

3. **儿童在夜间（晚上 7 点至早上 7 点）总共睡多长时间**________小时________分钟

4. **儿童白天（早上 7 点至晚上 7 点）总共睡多长时间**________小时________分钟

5. **儿童平均每夜醒来的次数**________次

6. **儿童平均夜间（晚上 10 点至早上 6 点）有多长时间是醒着的（如果儿童夜间醒来 2 次，每次醒着的时间为 15 分钟，则儿童夜间醒着的时间共是 30 分钟）**________分钟 □不知道

7. **晚上您通常要花多长时间让儿童入睡**________小时________分钟

续表

8. **儿童怎样入睡(请选一个主要答案)** □喂食时 □摇晃时 □拥抱时 □独自在床上 □在床上但要有父母陪护
9. **晚上儿童通常几点钟入睡**________(时间请按 24 小时制填写)
10. **儿童目前睡眠是否有规律** □否 □是
11. **您认为儿童睡觉有困难吗** □困难很大 □一般困难 □稍有困难 □没困难

表 3-4　儿童睡眠习惯问卷

以下请父母或抚养人根据儿童过去一个月的睡眠状况进行回答。

平时睡眠时间：________时________分

周末睡眠时间：________时________分

平均睡眠时间：________时________分

内容	偶尔 0次/周～1次/周	有时 2次/周～4次/周	通常 5次/周～7次/周
1. 儿童晚上是否在固定时间上床睡觉	□	□	□
2. 儿童上床后是否可在 20 分钟内入睡	□	□	□
3. 儿童是否独自在自己床上睡觉	□	□	□
4. 儿童是否在他人床上入睡?	□	□	□
5. 儿童入睡时是否需要陪伴	□	□	□
6. 到了就寝时间,儿童是否有如哭闹、拒绝待在床上等不良行为	□	□	□

续表

内容	偶尔 0次/周～1次/周	有时 2次/周～4次/周	通常 5次/周～7次/周
7. 儿童是否害怕在黑暗中睡觉	□	□	□
8. 儿童是否害怕一个人睡觉	□	□	□
9. 您是否认为儿童睡得太少	□	□	□
10. 您是否认为儿童的睡眠时间合适	□	□	□
11. 儿童每日的睡眠量是否保持一致	□	□	□
12. 儿童是否有尿床现象	□	□	□
13. 儿童是否有说梦话现象	□	□	□
14. 儿童睡眠过程中是否不安宁，常有肢体动作	□	□	□
15. 儿童是否有梦游（睡眠过程中行走）现象	□	□	□
16. 儿童是否有半夜转移到他人（父母、兄弟姐妹等）床上的现象	□	□	□
17. 儿童睡眠中是否有磨牙现象	□	□	□
18. 儿童睡眠中是否有打鼾很响的现象	□	□	□
19. 儿童睡眠中是否有呼吸暂停现象	□	□	□
20. 儿童睡眠中是否有憋气或气急等呼吸困难现象	□	□	□
21. 儿童不在家睡觉是否会有问题（例如到亲戚家或去旅行）	□	□	□
22. 儿童是否有半夜醒来伴有无法安慰的哭吵、出汗的现象	□	□	□

计分方法

睡眠时间：

平时睡眠时间＝平时早晨醒来的时间－平时晚上睡着的时间

周末睡眠时间＝周末早晨醒来的时间－周末晚上睡着的时间

$$平均睡眠时间=\frac{(平时睡眠时间\times 5)+(周末睡眠时间\times 2)}{7}$$

分值录入:每个问题进行录入时,偶尔(0次/周～1次/周)或不困=1,有时(2次/周～4次/周)或非常困=2,通常(5次/周～7次/周)或会睡着=3。

分值转换:统计分析时需进行转换,分值越高表示存在睡眠问题风险越高。问题1,2,3,10,11转换方法:1=3,2=2,3=1(即把原先的计分值1转换为3,计分值2保持不变,计分值3转换为1)。问题4,5,6,7,8,9,12,13,14,15,16,17,18,19,20,21,22保持原录入数值不变。

结果评估:睡眠习惯问卷(CSHQ)总评分高于54分,即为睡眠质量不良。

(二)喂养评估

婴幼儿营养摄入与其饮食行为密切相关。对于婴幼儿而言,其自我意识尚未完善,饮食行为主要由其照护人决定。照护人自身对食物的喜好以及认知会影响家庭食物的组成,从而影响到孩子的饮食偏好以及摄取情况。照护人的喂养行为和观念、态度是形成或者改变婴幼儿饮食习惯的重要途径。行为内涵丰富,表现形式多样,且影响因素复杂,借鉴心理学中的行为测量思想,用问卷或量表对其进行测量与评价是切实可行的。有研究表明,儿童的饮食习惯在4岁基本就已经建立且保持稳定,所以下列量表仅考虑使用范围在5岁以下的儿童。

1. 对喂养行为、观念、态度的评价

(1)儿童喂养问卷:Birch等人于2001年编制的儿童喂养问卷(child feeding questionnaire,CFQ)主要测量父母的喂养行为、观念和态度,是目前应用最为广泛的喂养行为评价工具。CFQ共包括31个条目、7个维度,其中,4个维度用来测量与儿童肥胖相关的照护人认知,包括对喂养责任、自身体重、儿童体重的认知、对儿童体重的担忧;另外3个维度评价父母的控制措施和对儿童喂养的态度,包括限制喂养、逼迫喂养和监督喂养。

(2)综合性喂养实践问卷:Musher-Eizeman等人认为现有问卷对家长的喂养行为涵盖并不全面,于是结合CFQ和PFQ构建了综合性喂养实践问卷(comprehensive feeding practices questionnaire,CFPQ)。CFPQ包含49个条目、12个维度(监督饮食、情感调节、食物奖励、儿童控制、示范行为、体重限制、健康限制、营养教育、鼓励平衡、逼迫进食、健康环境、参与食物准备)。

2. **对喂养方式与策略的评价**

(1)父母喂养方式问卷:Wardle 等人编制的父母喂养方式问卷(parental feeding style questionnaire,PFSQ)包含 27 个条目、4 个维度,将家长的喂养方式区分为情感性、方法性、鼓励性、控制性喂养四种。其中,情感性喂养是指为调节儿童情感而进行的喂养,方法型喂养则是在喂养过程中把食物作为奖励儿童的一种方法。

(2)照护者喂养方式问卷:Hughes 等人针对低收入人群(如西班牙裔、非裔)的喂养方式评价编制了照护者喂养方式问卷(caregivers feeding style questionnaire,CFSQ)。该问卷共有 19 个条目,通过对儿童要求和相应的不同程度,将照护人喂养方式区分为权威(高要求高响应)、专制(高要求低响应)、纵容(低要求高响应)、置之不理(低要求低响应)4 种类型,其后期的信效度检验研究验证了 CFSQ 的可靠性,并证明了喂养方式与照护人的种族相关。

国内对喂养行为的评价与测量研究多是对国外量表的汉化修订或采用自行设计的问卷。如 Ma 等人以 CFQ 和 CFPQ 为参考,编制了包括 28 个条目、10 个因子结构的幼儿喂养问卷(young child feeding questionnaire,YCSQ),并对上海某社区 197 名 6 ~ 18 月龄的婴幼儿照护人进行了调查,结果表明,超重婴儿 BMI 的快速增加与不合理的喂养态度和行为有关。Liu 等人对 CFQ 进行了汉化修订,选取 CFQ 问卷中的 21 个条目对 254 名中国和澳大利亚 1 ~ 4 岁儿童的照护人进行了调查,但是其调查结果与原始问卷的维度不完全一致。

目前,国内学者对于喂养行为的评价和测量仍处于起步阶段。部分学者对国外问卷进行汉化修订后的调查结果证明了由于生活环境、文化背景、饮食习惯等的巨大差异,这些问卷难以直接在我国使用,但他们开发的思路和评价的内容对于分析中国人的喂养行为具有重要的参考价值。根据文献分析,我国喂养行为评价研究应当通过学习现行的研究方法,集合本国的研究力量,开发适合本国国情的评价工具,具体可以从以下两方面展开研究:①喂养行为评价的复杂性要求评价工具必须基于准确的概念模型,能够综合各种表现和影响因素进行全面测量。目前国内、外尚未形成普遍接受的喂养行为概念模型，严重制约了评价问卷的编制。②由于我国地域广阔，民族众多，不同地区、民族的饮食习惯和文化存在差异，且喂养行为随年龄、环境、健康状态的变化而变化，编制能够体现不同地域、民族等饮食文化与习惯特点及适用于不同特征人群的量表，能够使喂养行为评价的针对性更强。

由于婴幼儿的饮食行为对其营养状况有很大影响，又因其行为主要是受到家长喂养行为的影响，如何正确科学地评价家长的喂养行为尤为重要。信效度良好的量表，是科学评估家长喂养行为的基础，所以有必要编制一个适合于我国国情的婴幼儿主要养育人量表，以作为评估婴幼儿主要养育人喂养行为的主要工具，为养育人喂养行为问题及干预提供科学依据。

（三）身体活动（运动）评估

婴幼儿运动评估，可以评价随着时间而改变或经过干预之后婴幼儿运动技能的变化。由于儿童生长发育是一个动态发展过程，因此运动技能也需反复评估。

具体运动评估工具的选择则应根据评估目的或关注重点进行。临床公认效度较好的运动发育评估工具包括以下几种。

1. **盖赛尔发育诊断量表**　适用于4周至3岁的婴幼儿。测试内容包括适应性行为、大运动、精细动作、语言和个人、社会。结果用发育商表示婴幼儿的发育水平。

2. **贝利婴儿发育量表**　适用于2～30月龄的婴幼儿。包括3个分量表，其中运动量表可测试双手和手指的操作技能。

3. **Alberta婴儿运动量表**　适用于0～18月龄婴幼儿。通过俯卧位、仰卧位、坐位、立位四个体位的观察，监测正常运动发育、运动发育迟缓及可疑异常运动模式。

4. **Peabody运动发育评定量表**　适用于0～72月龄儿童，是一种定量和定性功能评定量表。内容包括两个相对独立的部分，反射、姿势、移动、实物操作、抓握及视觉运动整合6个分测试。

5. **粗大运动功能评定量表** 适用于0～18岁儿童。该量表将不同体位的反射、姿势和运动模式分为88项评定指标，共分卧位与翻身、坐位、爬与跪、站立位、行走与跑跳5个功能区。全面评定粗大运动功能状况，被广泛采用。

6. **精细运动功能测试量表** 适用于0～3岁婴幼儿。测试项目包括视觉追踪、上肢关节活动能力、抓握能力、操作能力、手眼协调能力。主要用于评定0～3岁婴幼儿的精细运动能力，包括视觉追踪摇铃、伸手抓纸、双手合握、抓小丸、敲击杯子、搭7块积木的高楼等项目。

二、照护人评估

（一）养育方式评估

养育方式指的是父母在日常生活中对孩子的思想和行为所持的态度。Maceoby和Martin于1983年将养育方式分为4种：民主权威型（高回应、高要求），宽松放任型（高回应、低要求），专制权威型（低回应、高要求）及忽视冷漠型（低回应、低要求）。研究表明，民主权威型是最佳的父母养育方式，此类父母所养育的儿童在学业成绩和社会适应能力方面都有更为出色的表现。

1. **父母教养方式量表**（parental bonding instrument，PBI） 1979年澳大利亚心理学家Parker等人编制。该量表共50题，父亲和母亲部分各25题，题目相同，维度一致，均为关怀和过度保护。其中关怀因子12个条目，用来评估情感和忽视；过度保护因子13个条目，用来评估执行控制和培养能力。由此，教养方式被分为四个因素：高关心 - 低控制、高关心 - 高控制、低关心 - 高控制、低关心 - 低控制。该量表采用4点计分，从0（完全不符合）到3（完全符合）。研究中关爱的分半信度系数为0.88，过度保护分量表的结果为0.74。在多国研究中都有较高的信度和效度。我国研究者于2009年修订了PBI中文版，对北京和福建相关的两所大学学生进行调查，提出四因素模型的PBI具有较高的相容效度，各项拟合指标均在0.90以上，问卷的内部一致性信度在0.740～0.851，重测信度在0.619～0.765，均达到了心理测量学的要求，在0.70～0.81，具有良好的信效度。

2. 父母养育方式评价量表（egna minnen betraffande uppfostra，EMBU 和 fragebogen zum erinnerten elterlichen Erziehungsverhalten，FEE） 国际上影响最大和使用最广的父母教养方式问卷，1980 年由瑞典大学的精神医学系 Perils 教授等编制。EMBU 可用于人格障碍、恐怖症、抑郁症及正常人群的父母养育方式的研究评估，适用于能够自我陈述的青少年对儿童早期家庭环境的评价，分为长版和短版，父亲和母亲问卷。长版 EMBU：父亲问卷和母亲问卷各有 81 个条目，由拒绝、情绪 / 温暖、过度保护和支持主题四个维度构成，有可接受的内部一致性，Cronbach's α 为 0.82 ~ 0.93。短版的 EMBU：1999 年由 Arrindell 编制，有 23 个题目，包括拒绝（7 个条目）、情绪 / 温暖（6 个条目）和保护（9 个条目）及 1 个非固定条目，在欧洲和中美洲学生人群中内部一致性 Cronbach's α 为 0.72 ~ 0.85，已广泛应用于 23 个国家，但测量结果存在显著的文化差异。

FEE 在 2000 年由德国 Schumacher 等将长版 EMBU 量表修订成短版，称为 FEE，用来回顾性评估父母养育行为。FEE 包括 24 个条目，分别包括父亲和母亲问卷，有 3 个维度（拒绝 / 惩罚、情绪 / 温暖、控制 / 过度保护）、采用 4 级评分法，分别为 1 分（没有）到 4 分（总是）。

FEE 和长版 EMBU 异同：FEE 问卷结构和 EMBU 长版、短版完全一样，不同之处仅是选取的条目不同。FEE 选取长问卷的每个维度最高因子的前 8 位。

3. 教养方式与维度问卷（parenting styles and dimensions questionnaire，PSDQ） 1995 年，由美国 Robinson CC 等研发。目前是父母评估养育方式的国际公认量表之一。共有 62 个条目，采用 5 点计分（1 = 从不，5 = 总是）。筛选出三种家庭养育方式 11 个因子：权威型、专制型、放任型。权威型：27 个项目，4 个因子，温暖接纳、理解引导、温和回应、鼓励民主参与；专制型：20 个项目，4 个因子，专断惩罚、体罚、言语恶意、命令；放任型：15 个条目，3 个因子，不坚持、忽视不合理行为和缺乏信心。各维度的平均分越高，表明对应的教养方式程度越高。PSDQ 已引入中国，被证明具有良好的信度和效度，每个维度和因子的评分者可靠性的 kappa 值在 0.625 ~ 0.884（$P < 0.05$），重测信度值在

0.537 ~ 0.832（$P < 0.05$）。

（二）养育知识评估

养育知识可以归结为以下3个主要领域：有关儿童发育的知识、有关儿童健康和安全的知识、有关儿童成长过程中的社会情感及认知等方面的知识。养育知识的类型及掌握程度影响着父母的养育行为。Borristein等人认为母亲对有关儿童发育及日常照顾行为等知识的掌握情况决定了家庭养育环境的质量和结构，而后者则影响着儿童的认知和行为发育结局。

1. **婴儿发育知识量表**（knowledge of infant development inventory，KIDI） 美国Macphee D于1981年编制。用于评估父母对0 ~ 2岁儿童发育进程和里程碑事件的相关知识掌握情况，包含75个条目，4个维度：标准和里程碑（32个条目）、原则（17个条目）、教养（14个条目）和健康和安全（12个条目），具有良好的信效度，Cronbach's α为0.82。得分与婴幼儿的认知、动作发育及36个月时的IQ得分成正相关。

2. **有效养育知识量表**（knowledge of effective parenting scale，KEPS） 澳大利亚Morawska等于2007年编制。用于评估父母对2 ~ 10岁儿童有效教养策略相关的知识掌握情况，28个条目。父母知识的四个方面：促进发展、有效的教养原则、使用自信的纪律和行为问题的原因。每个问题回答正确记1分。该量表具有很好的内容效度。试点研究中KEPS有令人满意的重测信度（$r = 0.70$）和内部一致性（$a = 0.73$）。

三、照护环境评估

婴幼儿养育环境主要包括家庭环境和社会与自然环境。家庭是婴幼儿生存与发展最基本的社会单位，也是儿童接触到的第一社会环境。家长的育儿态度、情绪、个性品质和文化修养与儿童心理行为的发展密切相关。儿童年龄越小，家庭环境对他们的影响也就越大。家庭养育环境影响因素通常包括以下几个方面。

1. **家庭环境观察评定量表**（home observation for measurement of the

environment inventory，HOME） 20 世纪 60 年代，Caldwell 等编制本量表，用于评估家庭环境，需要专业人员到儿童家庭进行现场观察，比较费时费力，现已被广泛地使用，并翻译成 50 多种语言。

2. **育儿环境指数**(ICCE） 2013 年，日本学者 Anme 等研发 ICCE。该问卷有 13 个条目 4 个维度，分别为“人的刺激”（5 个条目）“社会刺激”（3 个条目）“避免限制”(2 个条目)和“社会支持”(3 个条目)。每个条目均有多个选项，答案最终分为 1 分(好的)和 0 分(不好或者不确定)。所有条目相加计算总分，分数越高表明育儿环境越好。

3. 0 ~ 6 岁儿童家庭养育环境量表(0 ~ 6 years child home nurture environment questionnaire，CHNEQ） 2008 年，何守森等参考 HOME 和 HSQ，结合我国社会文化和儿童保健现状编制该量表。CHNEQ 分为 0 ~ 1 岁、1 ~ 3 岁和 3 ~ 6 岁三个阶段，分别由 32、41 和 53 个条目组成。其信效度指标均达到了测量表的要求。

4. **0 ~ 2 岁儿童父母育儿评估量表**(PAT） 2014 年戴耀华等借鉴 HOME、KIDI、KEPS 等家庭养育量表编制 PAT。PAT Ⅱ，包含 36 个条目，8 个因素：育儿观念、关注、亲子关系、学习环境，评价中国 0 ~ 2 岁儿童父母养育质量、语言刺激、外出活动、喂养和安全。量表 Cronbach's α 为 0.845，重测信度为 0.918，具有良好的信效度。

第三节 育儿指导

成功的养育照护需要照护人具有良好的照护能力与素养、科学的照护行为以及适宜的照护环境等要素的共同发挥，不是单凭照护人过往经验和有限的认知就能实现的，因此需要照护人不断学习实践，提升照护技能，做到与孩子同步成长。接受专业人员各种形式的指导，是提高照护人照护质量的有力保证。

一、指导内容

在婴幼儿养育照护五大框架下，围绕“照护 - 健康 - 发展”主题，内容涵盖婴幼儿发展特点及规律、日常生活照料、卫生与健康、安全保障、疾病预防、营养与进食、早期学习机会提供及良好行为习惯培养等理论知识，以及回应性照护、生活护理、喂养与辅食制作、睡眠安抚、运动训练等实操技能，并根据婴幼儿及其家庭的具体情况，充分发挥专业机构专家资源优势，提供个性化咨询指导服务及照护监测指导服务等。

二、指导形式

（一）开办育儿学校

育儿学校是通过有组织地进行婴幼儿养育照护科普知识宣教及技能实训等，帮助、指导各类照护人员掌握婴幼儿养育照护知识技能，提升照护能力，保障婴幼儿健康，促进早期发展。

通过育儿学校开展婴幼儿养育照护宣教指导，应贯彻医育结合的工作方针，宜将医疗保健机构相关资源及各种照护服务资源与婴幼儿家庭和托育机构等形成供需连接，实现供需匹配。要适应新一代照护人的学习特点和行为习惯，善于利用互联网等新型信息技术及打造新的服务业态促进工作开展。

除了医疗保健机构依托儿童保健及相应的照护指导中心等专业服务阵地开办育儿学校外，有条件的托育机构以及社区卫生服务中心等也需要有类似阵地。

（二）现场指导

对门诊接诊（养育照护门诊、儿保门诊和儿科门诊等）、留观干预以及住院患儿家长的面对面指导。包括常规保健的健康婴幼儿普适性指导、有养育照护问题的早期干预指导以及患病儿童的特定性指导。婴幼儿喂养咨询卡，见图 3-4。

（三）线上指导

通过手机 APP、线上群如微信群等各种线上服务平台，提供问题咨询和知识推送等。提倡以专业机构团队形式呈现服务，以保证咨询等服务的时效性。

（四）入托和入户指导

由医疗保健等专业服务机构的专业人员定期或不定期深入到婴幼儿家庭进行访视和入户指导，深入到辖区托育机构进行巡查和现场指导，评估婴幼儿的健康状况，及时发现和纠正婴幼儿及照护行为存在的问题，必要时转介到专业机构进行进一步诊疗处理。

（五）网络媒体宣教指导

除了电视、电台、报纸、图书等传统媒体，通过互联网技术支持的各种网络平台，如手机 APP 及短视频等，也是开展大众科学育儿宣教和个性化咨询指导的重要阵地。

三、指导原则

1. 面向婴幼儿家庭和托育机构等照护人员，以提高照护者养育照护知识和技能为己任。

2. 围绕婴幼儿健康、营养、安全、回应性照护和早期学习机会五大核心要务，为实现身心健康与早期发展的照护目标进行宣教指导（图 3-4）。

3. 既注重针对大众群体婴幼儿养育照护的普适性宣教，又提供满足个性化需求的咨询指导，并指导照护人做好日常照护的监测评估。

4. 注重发挥互联网信息技术优势，配合指导中心建设和实施，结合医育结合实践，提供线上、线下多种形式的服务内容。

5. 做到理论联系实际，配套建设实训基地，提供照护相关的喂养、护理、学习活动等技能实训。

6个月以前	6个月	7~9个月	10~12个月	1~2岁	2岁以后
推荐纯母乳喂养 每天至少吃8次母乳	开始添加辅食 并按需喂母乳	每天4~6次母乳	每天3次或4次母乳	每天3次母乳	可以断母乳
	每天1次或2次辅食	每天2次辅食	每天2次或3次辅食 临睡前1次加餐	每天3次正餐,2次加餐	每天3次正餐,2次加餐
1勺10毫升	每餐2~3勺	每餐2/3碗	每餐3/4碗	每餐1碗	每餐1碗
1碗250毫升	铁强化米粉、稠粥	稠粥、烂面条、馒头片	稠粥、包子	米饭、馒头、红薯	米饭、饺子、饼
每日1袋	肉泥、鱼泥、肝/血、蛋黄	肉泥、鱼泥、肝/血、蛋	肉末、肝/血	肉、鱼、禽	肉、鱼、禽
不喝甜饮料	菜泥	菜末、果泥	蛋、豆腐	蛋、奶、豆制品	蛋、奶、豆类、豆制品
			碎菜、水果	碎菜、水果	蔬菜、水果

图 3-4 婴幼儿喂养咨询卡

第四节　早期学习活动体验

医疗保健机构开展婴幼儿养育照护早期学习活动体验，需打造适合不同月龄段、不同功能需求的学习场景，让婴幼儿在主动的玩耍体验中获得身体活动、生活习惯及技能、认知以及情感社会等能力提升。过程中，专业人员作为婴幼儿早期学习的伴行者，协助和启发婴幼儿达成某项活动目标，同时给照护人以示范以及一定的参与和体验。

一、创设学习场景

按照婴幼儿身心发展规律，打造满足不同月龄段婴幼儿发展需求的互动交流、生活体验以及玩耍游戏等场景。

（一）适合不同能力发展需求的场景

1. **身体活动**　主要指婴幼儿四肢及躯干的大肌肉运动，包括抬头、翻身、坐、爬、站、走、跑跳等；以及手和手指的小肌肉运动，包括抓握物品、抓东西吃、握笔写画、搭积木、穿串珠、涂颜料等；还包括通过不同感官处理的感觉统合运动技能，如在伸手抓住和放下物品时学会控制自己身体的动作。

2. **生活习惯和生活技能**　养成规律睡眠、活动、玩耍、进食、如厕等良好生活习惯，学会卫生和安全行为，以及为满足自己的需要而学习日常生活技能，如自主进食、饮水、穿脱衣服（鞋）、如厕、刷牙等。

3. **语言交流与读写**　主要内容是学习用声音、词汇、手势、读、写等方式与人交流。这些交流方式不仅包括语言形式，也包括非语言的行为。说话、听歌、复述诗歌、听故事、阅读、乱写乱画等都是婴幼儿学习语言和早期读写的方式。

4. **认知发展**　主要是由婴幼儿用自己的大脑和感知去探索周围的世界。早期通过各种条件反射实现有目的的行为，进一步可通过他们的感官去学习一切，如物体的颜色、大小、质地、声音、外形、味道和气味，以及对自我和他人的认知等。

5. **情绪与社会交往**　从辨别陌生人、熟人，与主要抚养者建立稳定的亲子关系，到通过游戏互动学会与他人相处，并在与他人的交往中获得自信。随着婴幼儿社会性与情感的发展，他们慢慢学会自我控制，而且社会性与情感的发展也为他们的自我表达创造了更好的机会。

（二）婴幼儿各月龄段学习所需求的场景

1. 0～3 **月龄**　主要是通过各种条件反射形成有目的的行为。宝宝的感觉器官就像海绵一样，具备超强的学习吸收能力，其视觉、听觉、嗅觉、味觉、触觉，从出生就开始感受环境的刺激，并不断积累经验，这是其最初的学习；如果提供针对性的环境准备与刺激机会，宝宝的感官能力发展会更迅速，并且经验积累倍增。

2. 3～6 **月龄**　认识熟悉的人、地点和事物，逐渐发展记忆力；每次只关注或玩一件东西，通过嘴咬、触摸来探索物品的形状和大小；学会控制头部和身体，学习翻身、手的抓握、四肢大运动能力以及视觉与听觉的跟踪能力等。

3. 6～9 **月龄**　大运动的爬行，精细动作的手指抓握，语言上的发声练习，社交上的与看护人关系确立，视听、嗅觉、味觉的进一步感知，皮肤触觉的发展，以及好奇心与探索能力的培养，是这个阶段学习和发展的主要内容。

4. 9～12 **月龄**　宝宝认知能力快速发展，是早期阅读能力的开端，此阶段是语言理解能力的初步培养期；从爬行到走路，是大运动能力的重要培养期；旺盛的探索欲望，一刻不停地忙碌，只要能到达的地方，就会"乱糟糟"的，这是他们探索的结果，探索力就是宝宝的学习力。

5. 12～18 **月龄**　幼儿从走路到跑步，好动，是体能锻炼的最佳时机；幼儿心理发展迅速，自我为中心突显，是重要的心理与人格培养期；语言吸收与理解能力超强，并开始进入语言表达期，是重要的母语学习阶段；精细动作能力加强，是学习和养成生活自理能力、良好生活习惯的关键期。

6. 18～24 **月龄**　是幼儿快速积累知识的时期，各种生活知识、音乐聆听与美术欣赏，幼儿都能快速学习；运动能力增强，是训练感觉统合的最佳时期；自我照顾能力的加强，激发了人际沟通的需求，也激发了语言的发展，尽管还不能口若悬河地讲话，但这是语言社交化学习的关键期；人际关系的扩展，也是宝宝培养社会心理素质的重要期。

7. 24～36月龄　最重要的表现就是语言表达能力发展迅速，对学习的知识善于用语言来表达，这让大人觉得学习成果立竿见影；宝宝对学习产生广泛的兴趣，对各方面的知识都乐于探究，是个孜孜不倦的学习者；喜欢各种艺术活动；精力旺盛，喜欢大运动；对社交充满兴趣，喜欢孩子间的团队活动，并开始积累广泛的社会交往经验；开始具备换位思考能力，从“以自我为中心”中解放出来，是个性与心理重要培养阶段。

二、活动要领

照护人作为婴幼儿主动学习的伴行者，与婴幼儿建立良好的亲子关系，提供丰富的感官刺激，参与玩耍和游戏活动，支持其探索行为，培养婴幼儿良好的情商，为儿童早期学习提供支持和帮助。

（一）建立亲子关系

照护人要对婴幼儿表现出友好、喜爱和鼓励。这种情感教育应该贯穿于早期学习的始终。只有孩子感受到来自他人的爱，他才会对周围的人产生信任感，并作出友好的反应；才会促使孩子积极主动地探索外界环境、尝试新事物。亲子关系可以促进孩子情感的发展，培养良好的人际关系。

（二）提供感官刺激和动手机会

让婴幼儿多接触外界环境，通过对孩子感官的刺激来促进其大脑的发育。拿色彩鲜艳、形象生动、带响的玩具，让孩子去看、去听、去摸，让孩子多接触自然，扩大孩子的视野，看看大自然中的花草树木、日月星辰，听听自然界的各种声音，如风声、雨声、松涛声、鸟叫声等。给孩子唱儿歌，放音乐，以发展孩子的感知能力；为孩子提供动手操作的机会，如搭积木、撕纸、剪纸、做泥塑、玩水、玩泥沙、折纸等，以发展孩子的操作能力；要多与孩子交流，让孩子早听、多听成人讲话，鼓励孩子大胆说话，以发展孩子的语言和记忆等思维能力。

（三）重视玩具和游戏活动

玩具和游戏学习是婴幼儿认识世界的有效途径，在玩具游戏活动中接受新知识、认识新事物。其中的益智玩具游戏是儿童认识世界、发展智力的极重要手段。

（四）支持探索行为

当孩子能动手、学会走路后，他们会对许多事物有新鲜感，什么都爱去摸一摸，有时他们的“破坏”行动会让家长哭笑不得。但这实际上是婴幼儿观察世界的积极思维，是其探索心理的开始萌芽，是好奇心的一种表现。作为照护人，要在保证婴幼儿安全的前提下，尽量地创造条件让其去尝试，千万不要随意限制其行动。

（五）培养良好情商

让婴幼儿与同伴一起游玩，并尽量让其自己处理争端。这样可让孩子学会合作、学会同情、学会帮助、学会谅解、学会解决问题等，培养其人际交往能力。要鼓励孩子勇敢面对打针、吃药，控制吃零食以免影响食欲等。这些学习的意义不仅仅是解决问题本身，更重要的是可以培养孩子的情商和毅力。

第五节　问题干预

养育照护相关问题是指主要由于照护不当或不及所导致的婴幼儿不良进食习惯、睡眠节律紊乱等日常生活问题，以及生长偏离、发育落后、营养失衡等营养与生长发育问题。此类问题需要通过改进照护来纠正和改善。如果不及时干预，长期存在势必会导致更进一步的身心疾病和生长发育障碍。

一、进食问题

培养良好的进食行为、保证均衡营养不仅需要婴幼儿的解剖结构完整、生理、神经发育成熟，还需要有适宜的食物、喂养者与婴幼儿良好的互动，其中任一环节出现问题，就会导致营养与喂养问题出现。常见的营养喂养问题有厌奶、喂养困难及体重不增等，其参考干预流程见图 3-5。

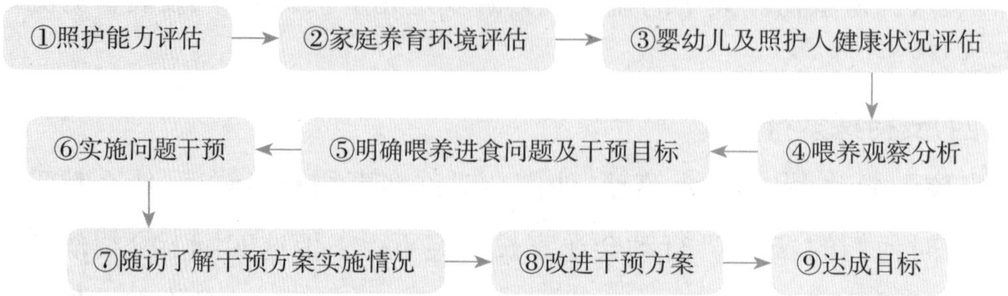

图 3-5　进食问题干预流程图

(一)常见问题及其干预

1. **厌奶**　3～4 月龄时，部分母乳喂养或人工喂养的婴儿会出现进食次数减少、奶量下降等现象，通常称为“厌奶期”。主要原因是婴儿 3 个月后体重、身长增长减慢，生长发育所需的总能量相对减少，奶量需求也相应减少了。同时，随着婴儿神经心理发育能力提高，婴儿对外界环境的关注度增加了，进食过程容易被外界打扰，也表现为“厌奶”现象。少数婴儿在 3 月龄左右时睡眠昼夜节律建立不良，造成夜醒过多、夜奶次数多，导致婴儿白天食欲差，甚至拒绝进食。主要表现为每日总奶量下降，进食间隔延长，甚至拒绝进食，但婴儿精神反应良好，发育里程碑符合正常儿童表现。

(1)评估：病史采集包括婴儿出生体重、胎龄、母孕产史、喂养方法等。体格发育指标监测是决定是否需要干预的最重要指标，要评估婴儿体重、身长(高)、头围的具体生长水平、生长速度是否正常。进行全面的体格检查，发现是否存在口腔感染、呼吸道感染、胃肠炎等潜在的器质性疾病。神经发育评估排除吸吮无力、吞咽困难等问题造成的奶量下降。

对于体重、身长或头围增长偏离原百分位曲线的婴儿，需进一步评估其母乳喂养或人工喂养方法，每次喂奶时间、喂奶间隔、奶嘴大小、奶粉冲调方法等环节是否存在问题。对于已经出现生长迟缓、低体重的婴儿，需警惕器质性疾病可能。

(2)干预：身长、体重、头围增长良好的婴儿，一般不需要作特殊处理。但要缓解家长焦虑情绪，避免过度喂养、强迫喂养或睡眠中喂养等现象，可以适当增加喂养间隔，减少夜间喂奶次数。同时注意进食环境安静，避免进食中的“分心”现象。

对于体格发育指标增长不理想、拒奶现象明显的婴儿，需要重新全面指导母乳喂养方法、奶粉冲调等喂养方法。改善喂养方法仍无效的婴儿，应警惕过敏性疾病或内分泌代谢性疾病，需进行相应的实验室检查排除。

2. **喂养困难** 一般是指固体食物或流质食物在口腔处理阶段发生异常，包括喂养进食技巧不成熟、挑食偏食、食欲低下及恐惧进食等。正常的婴幼儿喂养行为通过一系列喂养者和婴幼儿之间正向、积极的生理和心理互动，完成婴幼儿的营养和心理需求。与喂养困难发生的相关影响因素涉及食物、婴幼儿、喂养者、喂养行为和喂养环境五个方面，这些因素相互联系，交互影响，分别或共同参与了喂养困难的发生过程。

导致喂养困难常见的原因，首先，婴幼儿进食技能发育不良，如在辅食添加阶段摄入糊状食物时间过长，导致咀嚼、吞咽功能差，出现偏爱细、软食物，拒绝较硬、较长食物现象；既往有不良进食经历，或者儿童 - 家长互动不良、强迫进食，也会出现食欲缺乏或厌食行为；其次，是食物因素，如食物种类、量、质地与儿童发育水平不相符时，出现“挑食”或“拒绝进食”现象；第三，喂养困难也可源于感觉系统功能障碍，包括食物相关的味道和质地的感觉信息整合困难。有胃食管反流病史、食物过敏、胃排空延迟的婴幼儿中普遍存在感觉相关的喂养困难，如闻到食物的气味或食物碰到舌头时出现呕吐或吞咽障碍，这些婴幼儿可能伴有感觉障碍，如对触觉、噪声和光比较敏感；第四，婴幼儿患有急、慢性器质性疾病、孤独症谱系障碍等，都可以造成喂养困难，甚至发生喂养障碍。

（1）评估：大部分婴幼儿喂养困难与行为问题有关，但是少数婴幼儿可能存在器质性疾病。因此，评估的关键是排除器质性疾病，然后才可以诊断为与行为相关的喂养困难，并进行针对性干预。

1）病史采集：详细询问与喂养困难相关的病史，包括喂养困难出现及持续的时间、程度、母孕产史、既往疾病史、喂养行为、儿童气质、家庭环境及情绪问题等。

2）体格检查：包括与基础疾病相关的体格检查、口腔功能检查、神经心理行为检查等。口腔功能包括唇闭合情况、舌的运动、吞咽功能、口腔敏感性等。同时检查颅面、口腔畸形体征。神经心理行为检查包括肌力、肌张力、反射、认知、语言、视觉跟踪、大运动、精细运动、感觉功能等。必要时可以现场观察或通过录像了解儿童进餐情况，如进食技能、行为状态、吞咽、呼吸协调能力等。如果儿童进食消化流质和糊状食物没问题，但咀嚼粗糙食物出现哽咽，应高度怀疑喂养困难。

3）营养状况评估：体格发育监测是进行儿童营养状况评估最简单和直接的方法。体重、身长（高）、头围的具体生长水平、生长速度是否正常，是判断喂养困难严重程度的重要参考指标之一。体格检查无明显器质性疾病，并且生长发育正常的儿童通常不需要进行实验室检查。体格生长受限的儿童提示有器质性疾病，需进一步行实验室检查或特殊专科检查。

喂养困难的儿童可以常规进行膳食调查和喂养行为评定。膳食调查一方面可以了解儿童在一段时间内摄入能量和各种营养素的数量、质量，正确评价儿童是否存在摄入不足，另一方面可以了解儿童的饮食行为状态、饮食偏好等情况。膳食调查可以把真正的摄入过少与家长期望较高很好地区分开来。儿童喂养行为的评定，应包括进餐环境、地点、食物选择与制备、儿童-家长互动等方面，可以筛选出儿童存在的主要进食行为问题。

4）实验室检查：常规的实验室检查包括血常规、铁蛋白、微量元素锌等的检查。怀疑食物过敏、遗传代谢性疾病、吞咽功能障碍者，可以进行食物过敏确诊实验、基因、血氨基酸或尿有机酸、视吞咽检查、纤维内镜检查等。

（2）干预策略

1）病因治疗：严重喂养困难的儿童需转相关专科就诊，如胃食管反流的儿童需转小儿消化科应用 H_2 受体阻断剂或质子泵抑制剂改善症状。脑性瘫痪导致的吞咽障碍需进行吞咽康复训练。口腔触觉异常的儿童可以采用口腔按摩、振动等方式促进触觉发育，改善口腔功能。食物过敏导致的喂养困难应严格食物回避。

2)逐步建立良好的进食行为:虽然少数喂养困难是由于器质性疾病引起的,但往往在器质性疾病基础上共存进食行为问题,因此,逐步建立良好的进食行为对于器质性喂养困难和单纯行为问题导致的喂养困难都十分重要。首先,教育家长学习回应型喂养方式,家长决定儿童进食地点、时间及食物,设定进食规则、进食示范,对儿童进餐过程中的饥饿和饱足的信号及时反馈。回应型喂养方式可促进儿童食欲,逐步建立良好的儿童 - 家长之间的互动关系。其次,个体化处理喂养困难的儿童:精力旺盛、食欲缺乏的幼儿应强调一般进餐规则,适当延长进餐间隔,使儿童有饥饿感,刺激食欲。过分挑食的儿童应在营养补充的同时有计划地引入新食物,可以采用"食物链"的方法逐步引入新的食物,可以按照相同颜色、相同形状或相同质地的原则,逐步扩大儿童接受食物的范围,比如喜欢土豆的儿童,可以逐步增加甘薯(红薯、地瓜)摄入(质地相同)。还可以把不喜欢的食物与喜欢的食物搭配食用,比如针对拒绝蔬菜、喜欢肉类的儿童,可以把不喜欢的菜由少到多加入肉类,逐渐增加蔬菜比例,直至接受蔬菜。同时,注意在饥饿的时候增加新食物,可以提高儿童对新食物的接受程度。

3)营养支持:营养师参与帮助制订初步的喂养计划,保证儿童有充足营养支持。喂养困难导致生长障碍时,可根据年龄、营养评价情况适当进行营养强化,如母乳强化剂或高能量配方,固体食物中适量加入油类、奶酪、牛奶等,或适当增加进餐频率和 / 或时间。

4)进食技能训练:是减少喂养困难发生的有效方法之一。教育家长在关键期给婴儿充分机会发展进食技能,包括适当口腔刺激、增加口腔运动力量及协调性,改善肌肉张力和姿势控制。对于严重的进食技能问题或器质性疾病所致的喂养障碍,需要语言治疗师、作业治疗师共同参与进行进食技能的康复训练,如增加舌体力量或应用补偿性技巧增加摄食的安全性等方法训练吞咽功能,帮助儿童建立正常的进食技能。咀嚼功能异常的儿童应根据不同症状选择不同质地的食物,如舌控制力弱的儿童可选择质地稠厚的食物(泥状或固体软食)。

(3)食欲低下的干预

1)保持分明的职责界限(照护人“3W”设定,What/When/Where,即吃什么/什么时候吃/在哪里吃,婴幼儿决定吃多少)。

2)避免分心(避免电视、游戏、手机、玩具或噪声等各种干扰,在桌旁使用适应婴幼儿大小的椅子)。

3)喂食前应增加食欲(每隔3～4小时喂孩子1次,以鼓励和最大化食欲,避免两餐之间吃零食和饮料)。

4)保持平和的态度(用餐过程中保持愉快的中立态度,保持笑容,避免焦虑、生气或兴奋)。

5)限制时间(将进餐时间限制为20～30分钟)。

6)提供与年龄相符的食物(根据孩子的口腔运动发育情况,提供适合年龄的食物,提供合适的少量帮助)。

7)有计划地引入新食物(有步骤地系统地逐步引入一种新食物,并在放弃前尝试重复5～15次)。

8)容忍与年龄相符的脏乱现象(使用围兜,避免每次孩子吃饭或喝东西时频繁用餐巾纸擦嘴)。

9)按需补充微量元素锌、铁等制剂,或适当应用改善胃动力药物等。

(4)恐惧进食的干预

1)在幼儿处于半睡半醒的放松状态时喂食。当幼儿醒了看见食物就紧张时,避免喂食。

2)如果婴儿害怕奶瓶,就换带吸嘴的杯子或调羹。

3)一定不要吓唬或强迫喂食。

3. **体重增长不足** 是指婴幼儿体重生长曲线下降1～2个主百分位线(相当1～2SD)。主要原因是能量摄入不足、吸收不良、消耗过多三种情况。能量摄入不足是最常见的原因,多见于食物选择不当,过多摄入水、果汁、零食等食物,或进食的食物能量密度过低。如9月龄的婴儿已经可以接受能量密度较高的成人固体食物，经常食用能量密度低的食物如稀粥、汤面、汤饭等，或摄入液体量过多，婴儿可表现进食后不满足，夜奶多，体重增长不足甚至下降。

(1)评估：了解婴儿辅食添加时间、次数、种类、数量有助于判断能量摄入是否充足，体格发育指标监测判断生长偏离的程度，已经出现低体重或生长迟缓的婴儿，应进一步排除过敏、肠道疾病等。

(2)干预：婴儿后期消化功能发育较成熟，应逐步增加固体食物能量密度比例。WHO 规定婴幼儿辅食能量密度应该保证在能量 60kcal/100g 以上。7 月龄后可以由 1 整餐辅食替代 1 次母乳，8 月龄后可以由 2 整餐辅食替代 2 次母乳，10～12 月龄每天 2 次或 3 次辅食。每一顿整餐辅食需要包括三大类食物：谷薯类、动物类、蔬菜水果类，也可以添加少量植物油(每天 5～10g)，以保证食物均衡多样，提高能量密度。

怀疑过敏原因导致体重增长不足的婴儿，建议更换深度水解蛋白奶粉或氨基酸配方奶粉，母乳喂养婴儿的母亲要严格回避常见的过敏食物。添加辅食阶段应延迟添加蛋类、海产品等易过敏食物。

(二)各月龄段进食问题及其干预

1. <6 月龄

(1)溢奶：喂养后将婴儿头靠在母亲肩上竖直抱起，轻拍背部睡眠时选右侧位，预防入睡时溢奶而致窒息。

(2)安抚奶嘴：不建议使用。避免奶嘴使用和入睡行为之间建立不良条件反射。

(3)边吃边睡：初生的婴儿大多会有边吃边睡的习惯。>3 月龄的婴儿已经建立较为固定的昼夜规律，需避免边吃边睡。

(4)乳母用药：乳母服用安非他明、麦角胺、化疗药物、他汀类药物、镇静药、抗癫痫药等，建议暂不母乳喂养。禁烟、酒，限含咖啡因的饮品(每日 2 杯以内)。

(5)上班一族：鼓励坚持母乳喂养，哺乳 >3 次 / 天。外出或上班时挤出母乳，以保持母乳的分泌量。挤出母乳于特备“奶袋”中，在冰箱或冰包中保存，食用前用温水加热至 40℃左右，尽量避免用微波炉加热奶。

(6) 不宜哺乳情况：化疗、放疗、艾滋病、患乳房疱疹及母亲吸毒未戒毒；严重心、肾、肝脏疾病、高血压及糖尿病伴有重要器官功能损害者；严重精神病、反复发作癫痫、各型传染性肝炎的急性期、活动期肺结核及其他流行性传染病时。

2. 6 ~ 9 月龄

(1) 夜间喂哺问题：逐渐减少夜间喂哺次数，并推迟每次喂哺时间，最后停止夜间喂哺。婴儿与成人分床睡，可淡化哺乳相关的条件。

(2) 糊状固体食物的添加：用勺喂养，不用奶瓶喂。尝试用杯子喝水或配方奶。刚开始吃固体食物时会出现呛咳、作呕或伸舌，用勺进食次数增加后该现象会逐渐减少。

(3) 体重不增：固体食物添加过多（包括量与次数）使奶量明显减少，且固体食物的能量密度不足（含水量过多，如稀粥）。

(4) 调味料调加：< 1 岁婴儿食物制作过程中不建议添加糖、盐以及其他调味料。少部分地区以碳水化合物为主者，可加少量的油来增加食物的能量。

(5) 水果与果汁：6 月龄可逐步开始添加水果。不建议喂 1 岁以内婴儿果汁。

3. 9 ~ 12 月龄

(1) 固体食物与乳牙关系：固体食物质地的转换不以出牙作为依据。6 ~ 8 月龄逐渐从糊状食物过渡到颗粒状食物；8 月龄左右喂块状食物（用手指可以拿起的食物）；12 月龄左右逐步接近成人食物的质地。

(2) 患病婴儿的喂养：以易消化吸收的食物为主，适当增加液体摄入，病后适当增加能量摄入。

(3) 水果与果汁：可喂食片状或块状的水果；可予少许鲜榨果汁或者 100% 果汁，不予果汁类饮料或含糖饮料。

4. 1 ~ 3 岁

(1) 进食鲜牛奶、蜂蜜等食物的年龄：< 1 岁幼儿不建议使用蜂蜜；> 1 岁幼儿可摄入新鲜牛奶;<2 岁不建议喂低脂或脱脂牛奶。

(2) 果汁摄入量:摄入 100% 果汁量应控制在每天 120mL 以下,使用杯子喝。不予果汁类饮料。

二、睡眠问题

睡眠问题是指在睡眠条件适宜的情况下,睡眠启动、睡眠过程、睡眠时间和睡眠质量等方面的异常表现,如入睡困难、夜醒等。由于儿童早期睡眠 / 觉醒模式变化迅速且过程复杂,外界环境的刺激以及睡眠养育方式的不当,会导致婴幼儿睡眠问题的高发。我国 12 省市 0 ~ 5 岁儿童睡眠问题流行病学调查报告显示,睡眠问题发生率为 20.87%。年龄越小发生率越高,不同年龄存在的主要睡眠问题不同。婴幼儿由于神经系统发育未成熟,常见的睡眠问题是入睡困难、夜醒频繁、睡眠节律紊乱。除疾病因素外,婴幼儿睡眠问题主要与不恰当睡眠养育照护行为有关,如入睡时需要人陪伴、拍抱等。有研究表明,若是哄睡,婴儿夜晚连续睡眠短于 6 小时的概率比自行入睡的婴儿增加 2.1 倍,这些行为可持续影响并导致儿童远期的睡眠问题的发生。

睡眠问题对婴幼儿健康的不良影响:①影响生长激素在睡眠期间的正常分泌,不利长高;②注意力、记忆力、创造力等能力受损,引发语言及抽象思维功能缺陷;③情绪改变,如易怒、情绪低落;④行为改变,如攻击性强、多动、内控性差;⑤免疫功能受损;⑥对家庭成员的影响,如父母睡眠不足、父母精神紧张、母亲情绪低落等。

婴幼儿的睡眠问题是可以预防的,绝大多数婴幼儿睡眠问题是可以通过干预而治愈的。加强对照护人有关睡眠知识的健康教育,消除照护人的焦虑,并与照护人共同制订睡眠计划是帮助婴幼儿建立正常睡眠模式的关键。其参考干预流程见图 3-6。

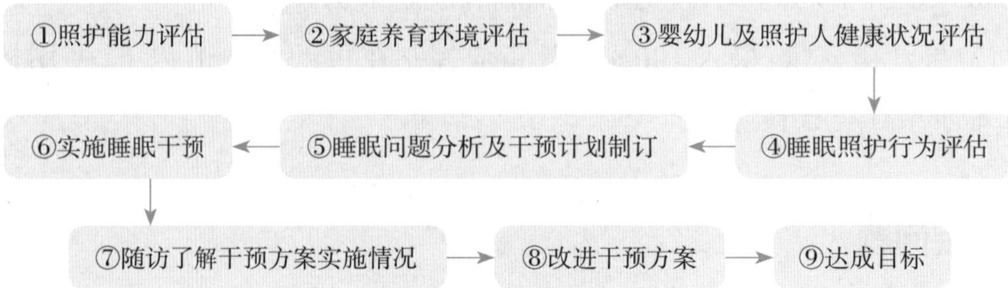

图 3-6　睡眠干预流程图

(一)干预目标

建立婴幼儿规律的睡眠作息,培养其独立入睡能力,并纠正不良入睡行为,保障睡眠充足和良好的睡眠质量,促进儿童体格、认知、情绪和社会适应能力等发展。

(二)干预措施

在决定干预方案前,首先需要区分婴幼儿睡眠问题是行为性的还是生理性的,或者是其他医学问题(如癫痫)的症状表现。

目前,针对婴幼儿睡眠问题的干预多为睡眠健康教育以及行为干预,包括标准消退、逐渐消退及基于教育的家庭综合干预模式等。由于婴幼儿的言语能力有限,缺乏自主独立能力,往往由医护人员指导家长对儿童睡眠实施行为干预管理。

1. 睡眠卫生指导

(1)睡眠环境:卧室应空气清新,温度适宜。可在卧室开盏小灯,睡后应熄灯。不宜在卧室放置电视、电话、电脑、游戏机等设备。

(2)睡床方式:婴幼儿宜睡在自己的婴幼儿床里,与父母同一房间。幼儿期可逐渐从婴幼儿床过渡到小床,有条件的家庭宜让儿童单独一个房间睡眠。

(3)规律作息:从 3 ~ 5 月龄起,婴儿睡眠逐渐规律,宜固定就寝时间,一般不晚于 21:00,但也不提倡过早上床。节假日保持固定、规律的睡眠作息。

(4)睡前活动:帮助患儿建立一套固定顺序、愉快、安静的睡前程序,如盥洗、如厕、讲故事等。活动内容每天基本保持一致，温馨适度活动结束时，尽量确保儿童处于较安静状态，为睡眠做好准备。

(5) 睡眠姿势：1 岁之前宜仰卧位睡眠，不宜俯卧位睡眠。1 岁后可以自行变换睡眠姿势。

(6) 减少夜间喂养：夜间喂养会增加夜醒，6 ~ 7 月龄之后可以取消夜奶，根据婴儿的情况酌情选择断夜奶时间。

2. **行为消退法** 包括标准行为消退法和渐进行为消退法，其中渐进行为消退法应用更广泛。与标准消退不同，渐进行为消退法并非任由婴幼儿哭泣，允许照护人在等待一段时间后，对其进行短暂安抚。安抚的时间长短及间隔依据婴幼儿年龄、气质和家长忍受度决定，可采用固定时间或渐进时间。部分家长可以考虑每两次查看间隔固定的时间如 5 分钟，还有一些家长可以考虑逐步延长两次查看的间隔时间，例如从间隔 5 分钟逐步延长到 10 分钟。干预宗旨在于帮助婴幼儿学会自我安抚，培养其独立入睡能力，并纠正不良入睡行为（如睡前拍抱、摇晃及喂奶入睡），可有效减少婴幼儿夜醒次数。此相对于标准消退而言，家长的接受性和依从性更高。通常在实施干预后的 3 ~ 7 天见效，有些婴幼儿可能需要的时间更长一些，其中家长持之以恒的睡眠行为应答方式是确保疗效的关键。同时，为家长提供儿童睡眠健康宣教和预见性指导，促进家长建立正确认知和合理期望值，也能够有效减少家长在睡眠照护过程的不恰当应答行为。

上述行为干预的效果虽好，但可能起初数日内会增加婴幼儿哭闹、入睡困难和夜醒等问题，也可能因家长担心婴幼儿受到心理伤害而中途放弃。

3. **基于教育的家庭综合干预模式** 国外常采用的婴幼儿睡眠综合干预模式，包括家长健康教育、睡眠认知行为干预等。该方法对父母进行规范化的睡眠卫生教育，引导父母充分了解婴幼儿的情绪、营养、生长和睡眠等方面需求，并根据婴幼儿的行为线索提供质量照顾。父母需要为婴幼儿制定积极的睡前程序，帮助婴幼儿做好睡眠准备和睡前过渡。当婴幼儿哭泣时，允许父母给予简短、低水平的支持性安抚，以使婴幼儿有自我安抚的机会。这不仅可以改善婴幼儿的睡眠质量、增加睡眠时间，还可降低父母对婴幼儿睡眠的焦虑、抑郁情绪。此外，强调了父亲在改善婴幼儿睡眠状况中起到的重要作用，父亲对婴幼儿的哭泣有着更高的容忍度，在一定程度上有利于促进婴幼儿的自我缓解。

（三）常见睡眠问题及对策

1. **入睡困难** 是婴幼儿期常见的睡眠问题。入睡困难的孩子常常同时伴有夜醒问题，如果不及时纠正，往往会迁延影响较长时间，导致后期更多的睡眠障碍。引起孩子入睡困难的原因多种多样，在不同的月（年）龄段可能表现不一样。

（1）原因

1）家长没有给他创造一个安静舒适的睡眠环境。

2）没有养成良好的睡眠习惯。

3）精力旺盛充沛且无处发泄。

4）睡前看电视或听故事。

5）害怕恐惧心理。

6）气质类型。

（2）对策

1）寻找原因。

2）固定就寝时间。

3）规律的睡前活动。

4）抚触。

5）在昏昏欲睡的状态下把孩子单独放在小床上，不要让孩子在父母在场的时候睡着或在父母的臂弯、童车或沙发上睡觉。

6）孩子入睡时，应尽量放弃所有不良的助睡方法。

2. **夜醒** 指儿童睡眠维持困难，不能连续地整夜睡眠。夜醒大多是正常的，并非婴幼儿中枢神经系统发育的异常。随着年龄的增长，正常的睡眠一般能很快建立，2～3岁后，晚上觉醒次数明显减少。反复出现夜醒会导致睡眠呈“碎片化”，对儿童生长发育不利。

(1)原因

1)环境因素：噪声、过强的光照、卧室过冷过热、不良的睡眠习惯、睡眠地点频繁改变、暴露在吸烟的环境等。

2)躯体疾患　脑损害和发育异常、中耳炎、消化不良、佝偻病等。

3)饮食因素　牛奶过敏或某种配方过敏，是最常见和最早期的原因，频繁腹痛而夜醒。

4)护理不当(不合适的干扰)。

(2)对策

1)不要立即安慰，给孩子一个自己安静下来的机会。

2)部分婴幼儿夜醒后会有再入睡困难，适当给予“安抚”(> 3 分钟)。

3)寻找原因，消除不良因素(便溺，噪声或灯光等)。

4)对极个别睡眠少而父母又有焦虑症状，或脑损伤的患儿，可短期使用弱安定剂。

5)对于夜间需要喂奶、喝水、小便的婴幼儿，可采取提前唤醒法。记录睡眠日志 - 何时上床、入睡、惊醒次数及晨醒时间。

3. **夜哭**

(1)原因

1)心理因素：如白天受委屈，听惊险的故事，或通过哭闹引起关注。

2)环境因素：如衣着太紧、太硬，室内温度过高、空气燥闷。

3)躯体疾病：如肠道寄生虫，呼吸道感染。

4)饮食相关：如过饱或过饥，口渴，尿床。

5)睡眠节律紊乱：如白天睡得多，作息不规律。

(2)对策：目前尚无解决婴幼儿夜哭的有效方法。

1)父母不要为了让孩子安静下来就不断喂奶、激烈地摇晃、推着童车到处跑、不断变换玩具等，这些只会给孩子造成更多的刺激。

2)可以尝试用抚摸、温柔的摇动和轻声细语帮助孩子安静下来，或者让孩子处于一种舒适的体位，比如趴在妈妈肚子上等。

3）可推荐父母根据婴幼儿的实际情况予以采纳“忽视方法”

①完全忽视方法：把孩子放到床上，跟他说晚安，然后离开；检查是否尿湿了、弄脏了，是否感到疼痛或处于危险中；把孩子安顿下来后离开房间：如果孩子又开始哭，可尝试让他哭到睡着；如果孩子深夜醒来，重复上面的过程。

注意：需父母正确地执行计划；需要有耐心和忍受力，不要因哭声屈服；通常在1周内可看到效果。

②渐进忽视方法：像往常一样把孩子放到床上，如果在晚上不睡或哭闹，可让其哭一段时间然后再去安慰他；当到孩子身边的时候，仅给他一两分钟的安慰，然后离开，不要待到他不哭或者入睡时才走；下次让他哭的时间更久，然后才去安慰他，逐步延长时间，像这样持续一个晚上和后面的连续几个晚上。

案例

妈妈带1岁8个月的宝宝去公园玩了一天，晚上回来时，宝宝又累又困，衣服都没来得及脱就倒在妈妈怀里睡着了。睡了1小时，宝宝哭着醒来后怎么也哄睡不着了，妈妈搂着宝宝拍，爸爸也因为被吵醒坐在旁边的沙发上吸烟。

请找出影响婴儿睡眠的原因并提出相应的解决方法。

1. 影响婴儿睡眠的原因

（1）生活规律受到破坏。

（2）睡前精神过度兴奋。

（3）身体不适。

（4）睡眠姿势不正确。

（5）睡眠环境被改变。

2. 解决方法

（1）保持平时的生活规律，养成良好的生活习惯。

（2）拉上卧室的窗帘，调暗灯光，放轻音乐，妈妈给宝宝讲故事，引导宝宝平静地进入睡眠。

（3）给婴儿换上贴身的睡衣，给予适当的保暖。

(4) 轻轻调整姿势，不使任何肢体受压，解除不适，恢复睡眠。

(5) 卧室要保持空气新鲜，保持安静，减少噪声。室温以 18～25℃为宜，过冷或过热都会影响睡眠。室内禁止吸烟，以免污染空气，造成婴儿被动吸烟。

附录 1

婴幼儿养育照护专家共识

中国妇幼保健协会婴幼儿养育照护专业委员会

联合国儿童基金会(United Nations International Children’s Emergency Fund,UNICEF)及世界卫生组织(World Health Organization,WHO)在儿童发展目标中均提及,促进儿童早期发展最直接、有效的方法就是养育照护。2018年,WHO等国际组织联合发布养育照护促进儿童早期发展框架(Nurturing Care Framework,NCF),将养育照护定义为“一个由照护者创造的环境,旨在确保儿童身体健康,饮食营养,保护他们免受威胁,并通过互动给予情感上的支持和响应,为他们提供早期学习的机会”,明确了“健康、营养、安全、回应性照护和早期学习机会”为核心内容的养育照护策略。2019年5月,国务院办公厅发布《关于促进3岁以下婴幼儿照护服务发展的指导意见》,提出了建立和完善促进婴幼儿照护服务发展的政策法规体系、标准规范体系和服务供给体系的目标。为了实现这一目标,规范婴幼儿照护服务技术,加强对家庭、社区和婴幼儿照护服务机构有关婴幼儿养育照护的支持和指导,促进婴幼儿身心健康和潜能发展,中国妇幼保健协会婴幼儿养育照护专业委员会在参考国际指南和国内、外文献的基础上,结合我国实际,提出和制定了针对婴幼儿健康、营养、安全、回应以及早期学习的照护目标和照护建议的专家共识。

1. 健康照护

健康不仅仅是没有疾病,还包括身体和心理上的完好状态以及良好的适应能力。消除或减少疾病发生、促进婴幼儿身心健康是实现其潜能最佳发展的基本措施。

1.1 照护目标

提供关爱并适合婴幼儿需求的日常生活照护,引导其身体活动;保持环境和个人卫生并采取积极有效的预防保健和医疗措施；进行生长发育监测和定期健康检查以及做好照护培训等，达到保障和促进婴幼儿身心健康与发展的目标。

1.2 **照护建议**

1.2.1 **生活起居** 根据不同月龄婴幼儿的生理、心理特点，对其生活的主要内容，如睡眠、进餐、活动、如厕等进行合理安排，以保证其生活的规律性和稳定性，同时培养婴幼儿良好的生活习惯和生活方式。如在 3 月龄左右逐步建立规律的作息，6 月龄开始培养固定时间、固定场地的进餐习惯，8 月龄左右即养成整夜连续睡眠的习惯。保证婴幼儿有充足的睡眠时间，1 岁以内婴儿（0 ~ 3 月龄）每天有 14 ~ 17 小时和（4 ~ 12 月龄）12 ~ 16 小时优质睡眠；1 ~ 3 岁幼儿有 11 ~ 14 小时的优质睡眠，并做到有规律地觉醒和睡眠。为婴幼儿提供一定的自由活动，每次在推车、餐椅上的时间小于 1 小时；2 岁内婴幼儿不建议观看或使用电子屏幕，2 岁以上幼儿观看屏幕或使用电子屏幕时间每天小于 1 小时；静坐时鼓励开展阅读绘本、讲故事等活动。

1.2.2 **身体活动** 身体活动和体格锻炼不仅有益婴幼儿的体格健康，更有助于其运动和认知发展。建议 1 岁以内的婴儿以各种方式进行身体活动，尤其鼓励地板上的玩耍互动。清醒时每天趴卧至少 30 分钟，可分次进行；1 ~ 3 岁幼儿每天至少 3 小时各种强度的身体活动，2 ~ 3 岁幼儿每天至少 1 小时的中高强度活动。注意动静结合、室内活动与户外活动结合，不同形式的活动交替进行。活动中注意婴幼儿精神状态、出汗量和对身体活动的反应，活动后及时更衣，注意观察其精神、食欲、睡眠等状况。

1.2.3 **疾病预防** 促进性和预防性措施是保障健康的基本措施。“三浴（阳光、空气、温水）”锻炼，对增强婴幼儿体质简单易行；做好照护者、家庭和托育机构个人和环境卫生，保证整洁的环境、清洁的水源、干净的日常生活用品及玩具，尤其注意手卫生，以减少感染风险。托育机构严格执行卫生消毒制度，婴幼儿生活环境以及专用餐具、毛巾等生活用品应定期消毒；加强饮食卫生管理，保证食品安全与卫生；落实卫生安全防护工作，严格防控传染性疾病。

根据国家最新计划免疫程序，按照推荐的年龄和间隔时间对婴幼儿进行疫苗接种。如经济条件许可，鼓励接种非计划免疫疫苗，以最大程度发挥疫苗效力，保护婴幼儿健康。

1.2.4 **健康监测** 在专业机构定期进行健康检查，应用生长监测图监测婴幼儿体重与身长增长情况以及发育里程碑指标；评估婴幼儿的营养状况、体格生长和神经认知、情绪、行为发展，了解影响其生长发育的风险性因素和保护性因素；早期筛查及时发现偏离和疾病，提供早期干预和医疗服务，同时指导家庭、社区和照护服务机构提供有利于儿童发展的养育照护。建议按照国家基本公共卫生服务《0～6岁儿童健康管理服务规范》要求进行新生儿访视和健康检查，按照全国儿童保健服务技术规范实施生长发育监测、心理行为、听力、视力和口腔保健，接受早产儿/高危儿和营养性疾病如消瘦、生长迟缓、缺铁性贫血以及肥胖等的随访和管理，同时提供积极的照护服务和全日健康观察，对喂养、睡眠、排便等养育照护相关问题及时予以干预和矫正。

照护者良好的健康、情绪、经济和社会保障，是为婴幼儿提供适宜养育照护的重要条件。应关注照护者尤其婴幼儿母亲的身心健康，为其提供必要的帮助。建议社区、婴幼儿照护服务机构的照护者和工作人员定期接受健康检查和干预指导，以保证其身心健康。

1.2.5 **照护培训** 培训将有助于提高照护者养育照护知识和技能，为婴幼儿提供温暖的、具有支持性的、能敏感地了解婴幼儿需求并能及时对婴幼儿作出回应的良好养育照护环境。建议开展多种形式的教育培训，包括但不限于线上线下培训班、家庭访视、父母课堂、咨询指导、小组活动等形式，内容涵盖婴幼儿健康、卫生与安全、疾病预防、营养喂养、日常照护、交流与玩耍及良好行为习惯培养等。照护服务机构应建立婴幼儿照护者联系制度。

2. 营养照护

充足的营养和适宜的喂养照护实践，可以满足婴幼儿体格生长和机体功能成熟及大脑快速发育的需求，是促进儿童健康、保障潜能发展的最有效措施。

2.1 照护目标

坚持纯母乳喂养 6 个月，6 月龄开始提供营养充足和安全的辅食，持续母乳喂养至 2 岁或以上；保证食物多样化、均衡膳食，合理增补营养素；回应性喂养，培养良好的进食行为等，达到保障儿童生长发育和近远期健康，促进潜能发展的目标。

2.2 照护建议

2.2.1 母孕期及哺乳期营养 孕早期膳食富含营养、清淡易消化，保证足量富含碳水化合物和叶酸的食物，或额外补充叶酸 400μg（0.4mg），戒烟、酒。孕中晚期及哺乳期适当增加鱼、禽、蛋、瘦肉、海产品的摄入，提供优质蛋白，为孕 20 周后胎儿脑和视网膜功能发育提供必需的长链多不饱和脂肪酸；适当增加乳类摄入，建议每日至少摄入 250mL 的奶量并补充钙剂，使元素钙的日摄入总量达 1 000～1 200mg；多进食含铁丰富的食物，或每日补充 30～60mg 的元素铁。整个孕期要定期监测体重并保证适量的身体活动，保证体重适宜增长。

2.2.2 母乳与配方奶喂养 母乳除了含有婴儿在最初 6 个月生长发育所需要的营养素外，还含有许多具有重要功能的生物活性物质，包括免疫活性物质。新生儿出生后宜立即开始母婴皮肤接触，尽早进行母乳喂养；婴儿生后 6 月龄内应保证纯母乳喂养，除维生素滴剂或糖浆、药物外，不添加水和其他任何食物；帮助婴儿建立良好的乳房含接和有效吸吮，小婴儿按需哺乳，每天吸吮不少于 8 次；母婴分离时，建议挤出母乳喂养婴儿；特别鼓励母乳喂养早产和低出生体重儿。关心哺乳期母亲的心理和健康，保证母亲愉悦的心情、充足的休息和良好的营养。

如果母乳分泌确实不足或因婴儿、母亲疾病原因不适宜母乳喂养，需要为婴儿提供适宜的母乳替代品，首选婴儿配方奶。特殊疾病婴儿在医生指导下选用特殊婴儿配方奶，完全水解蛋白配方奶粉和氨基酸配方奶粉用于牛奶蛋白过敏婴儿。

2.2.3 **辅食添加与营养素补充** 出生6月龄后，婴儿口腔、消化功能和心理行为均处于发育关键期，单纯母乳喂养已难以满足婴幼儿的需求。建议满6月龄起开始引入辅助食品，从强化铁的营养米糊开始，逐渐添加蔬菜、水果、蛋类及动物类食物（如瘦肉、肝脏、家禽或鱼），达到食物多样化。保证食物的营养密度和适宜的质地，6月龄引入泥糊状食物，7～9月龄引入泥末状食物，10～12月龄引入碎的、小块状或手指状可自喂的食物。每次只引入一样新食物，至少观察和习惯数天后再引入另一种新食物，逐步完成从纯乳类的液体食物到家常固体食物的转变。建议根据婴幼儿年龄提供适宜的辅食量和频次，从6月龄1～2勺开始，逐渐增加至每天1～2餐，哺乳5次或6次；8～9月龄每天2～3餐，哺乳4次或5次；10～12月龄每餐可达1/2～2/3碗，减少哺乳至每天3次或4次；13～24月龄每天3餐家常食物，保持乳量500～600mL。

纯母乳喂养的足月婴儿出生后2～3天开始添加维生素D 400IU/d，直至婴幼儿能从强化食品或日常阳光照射中获取足够的维生素D；如果膳食中没有足够的动物性食物，建议通过强化食品或补充剂增加维生素A、锌、铁、钙等营养素的摄入。早产儿和低出生体重儿根据胎龄和出生体重及营养风险，在医生指导下强化营养，母乳强化剂、维生素D和铁元素的补充。

2.2.4 **均衡膳食与进食行为** 不同的食物提供不同的营养素，只有摄入多样化的食物才能提供全面而均衡的营养。建议婴幼儿添加辅食后食物多样化。2～3岁幼儿以谷类为主，适量的肉、禽、鱼、蛋类以及充足的蔬菜和水果，尤其是深色蔬菜，保证足够的乳类(300～500mL）和适量的豆制品，控制糖、盐摄入，在每餐或每天的膳食安排中达到食物多样化、营养均衡、饮食健康。

良好的喂养和进食行为有利于婴幼儿口腔和胃肠功能的发育以及手眼协调、认知和情绪调控能力的发展。应及时、敏感地了解婴幼儿进食需求，回应性喂养，鼓励但不强迫进食，帮助婴幼儿形成规律的进餐时间，学习进餐技能，培养良好的进食行为。

3. 安全照护

安全照护是为婴幼儿提供干净、安全、对身心健康没有任何危害的照护环境，是保障婴幼儿最佳潜能发展的五个不可分割的要素之一。

3.1 照护目标

保证婴幼儿生活环境干净且安全，没有身体疼痛、情绪压力的伤害，并有效防范意外伤害；避免忽视与虐待、流离失所、冲突等打击，保障儿童在安全、温暖与支持性的养育环境中成长。

3.2 照护建议

3.2.1 居家安全 保证婴幼儿处于安全的日常生活环境，避免室内吸烟和有毒有害杀虫剂暴露，家具或儿童活动设施牢固无锐角或带有防护包角，所有药品、易碎尖锐、电源或热源食品物品、化学用品或杀虫剂均置于儿童不能触及的安全处，具有潜在风险的出口均应安装安全护栏（如厨房、楼梯口），婴儿活动场地设有安全围栏；所有细小的易导致婴幼儿误吞食的物品（如电池、硬币）应妥善放置；婴幼儿日常活动都在照护者的安全视线范围内。建议婴幼儿单独睡婴儿床，拉上安全护栏；睡眠时尽量仰卧，以减少“婴儿猝死综合征”的风险。喂养时抱起婴儿，喂养后让婴儿右侧卧位，以避免溢乳（奶）后吸入或窒息。

3.2.2 食品安全 母乳喂养注意乳房清洁和手卫生。挤出的母乳存放至干净的容器或特备的“乳袋”，可以在常温下（25℃以下）安全保存 3～4 小时，冰箱冷藏（4℃）存储不超过 48 小时，冷冻（-20℃）保存 2～3 个月，喂养前用温水加热至 40℃左右；建议使用 40℃的温开水配制配方粉，配制好的奶液应立即食用，未喝完的奶液建议尽快丢弃，在空气中静置时间不超过 2 小时。家常食物制备时建议遵循以下原则：保持食物清洁、保存在安全的温度、用洁净的水清洗食品原料，生熟食物分开、食物彻底煮熟。避免为婴幼儿提供易导致吸入或窒息的食物，如果冻、瓜子等。

3.2.3 **外出安全** 保障婴幼儿旅行和户外安全，婴幼儿乘车使用汽车安全座椅，并避免坐在汽车前排，避免将婴幼儿单独留在车内。户外活动前注意检查安全风险，如活动设备、设施及活动场所的安全性，避免在具有意外伤害（如受伤、溺水）潜在风险的场所活动，如车道、车库或车旁、水池边等。做好户外虫咬伤或意外受伤的防护准备。

3.2.4 **心理安全** 贫困、忽视、体罚、暴力或威胁均对婴幼儿的情绪和心理发展会带来诸多不利影响。照护者应敏感了解婴幼儿需求，及时给予适当的回应，使婴幼儿与照护者建立安全的依恋关系。避免任何对婴幼儿的忽视、体罚、虐待、暴力或威胁行为。保障照护者的心理健康，并具有良好的情绪调控能力和教养，避免向婴幼儿发泄自己的不良情绪；为贫苦和需要帮助的家庭提供必要的经济支持和心理支持；照护者全日观察并参与儿童的活动，注意防止来自家庭或照护机构外部对婴幼儿身体和心理的伤害或虐待。

4. 回应性照护

回应性照护是提供满足婴幼儿生理和心理需求的积极照护实践。其核心是在日常生活中观察并敏感了解婴幼儿动作、声音、表情和口头请求的需求，并及时给予积极恰当的回应。

4.1 照护目标

建立信任和安全而良好的依恋和社会关系；敏感观察、了解婴幼儿生理和心理需求，鉴别并妥善处理和应对疾病；从儿童的视角理解其行为，并作出恰当的交互回应；提供优质的亲子互动时光，保证儿童在自尊、自信中健康成长。

4.2 照护建议

4.2.1 **建立亲子关系** 亲子关系是指儿童与其主要抚养人（主要是父母）

之间的交往关系。它是婴幼儿生活中最基本也是最主要的社会关系。良好的亲子关系可给婴幼儿带来心理的安全感，支持其不断探索、学习，使他们在情感、社交和认知方面良好发展。

与婴幼儿建立积极亲子关系的基本要素包括热情、接纳、真诚、共情和尊重。热情意味着要对婴幼儿表现出真正的兴趣、对他们非常友好并且能够及时与他们互动；接纳则是指无条件地重视儿童，无论其有怎样的气质、性格或行为表现，都要在意、关心他 / 她；真诚要求大人在婴幼儿面前既坦诚又讲道理，并且总是鼓励他们，肯花时间根据不同的婴幼儿和不同的环境分别作出回应；共情则需要照护者学习理解婴幼儿的行为，对婴幼儿作出回应时会假设自己也经历过同样的情绪；尊重就是相信婴幼儿有与其年龄相符的学习和行动的能力，允许他们自己探索和行动、进行独立思考、作出决定，找到问题的解决办法并与他人沟通。这些基本要素通过在与婴幼儿玩耍、交流和赞赏过程中有助于良好亲子关系的建立。

4.2.2 **敏感观察** 观察并敏感了解婴幼儿是正确解读其行为线索、解释需求的必备条件。

每个婴幼儿都具有独特性和个体差异，其行为表现存在着多样性和多源性。婴幼儿通过动作、面部表情、声音或手势发出信号，表达自己的生理、心理需求。照护者在日常生活中通过仔细观察、记录婴幼儿的生理节律、活动和能力水平，逐步了解并掌握其个性特点；将婴幼儿看作独立的个体，敏感注意到并听懂、看懂其不同需求所发出的信号，及其行为背后的含义，准确判断婴幼儿的需求和情绪体验，及其对环境刺激或挫折时的反应和所能承受的压力；并尝试根据其年龄、发育水平和气质特点及场景进行适当的互动回应；敏感识别疾病征兆，妥善处理和应对疾病。

4.2.3 **恰当回应** 回应是照护者解读婴幼儿行为后作出的反应，恰当回应不仅具有及时性还应具有合理性，即养育者所作出的反馈应符合儿童年龄、心理发展特点及环境需求，避免不恰当的回应。在问题解决情境中，照护者可以运用以下4项技能来引导和回应婴幼儿：①准确判断婴幼儿在面对问题时所能承受的最大压力水平；②及时关注婴幼儿的需求和良好行为表现；③提供与其需求和行为相匹配的反馈；④为婴幼儿的言行树立榜样。

回应性喂养强调了喂养过程中养育者和婴幼儿之间的互动，照护者鼓励婴幼儿发出饥饿和饱足信号，并给予及时恰当的回应。对于照护者，这种互动表现在他们成功地完成喂养孩子的任务；对婴幼儿来说，喂养中其发出与进食相关的信号可被父母准确理解并得到与自己期望一致的回应，从而建立良好的喂养互动关系。这对于低体重儿、有疾病儿童的身心健康发展尤其重要。

4.2.4 **互动沟通** 互动与沟通是人与人、人与环境交互作用的过程，不仅可以帮助照护者更好地进行回应性照护，形成良好的亲子关系，也能帮助孩子将来建立良好的人际关系。日常的生活环境是婴幼儿与照护者产生沟通和互动的最主要场所，当婴幼儿与照护者共同关注一件物品、参与一件事情时，沟通和互动就自然发生了。此时照护者需要了解婴幼儿独特的沟通方式：哭声、语言、动作、手势和面部表情以及身体姿势，除了仔细倾听、解读其沟通目的外，照护者还需调动合适的身体姿势、表情、眼神、肢体动作及语言、声音传递易为婴幼儿观察到、注意到并适合其理解的有效信息。当照护者的沟通行为被婴幼儿所理解时，他们可以继续予以回应，维持互动。

5. 早期学习机会

婴幼儿的学习源于家庭，始于母亲怀孕期间。在生命最初几年，婴幼儿的技能和能力主要通过人际交流获得。在家庭环境及托育机构中充满关爱和安全感的养育照护，以及引导和支持日常活动中与他人交流与互动，可为婴幼儿提供丰富的早期学习机会。

5.1 照护目标

为婴幼儿提供学习身体运动、语言认知、社会交往和情绪调节技能的环境和机会;通过日常生活的交流与玩耍,教会婴幼儿学习获得新的技能和行为;帮助婴幼儿培养良好的自理生活能力和行为习惯;鼓励婴幼儿好奇、探索和解决问题,使其在学习探索中体验快乐和满足。

5.2 照护建议

5.2.1 关爱与引导 使婴幼儿在家庭和托育环境中感受到照护者的关爱,用温柔的语气和婴幼儿说话;主动识别并及时有效地应答婴幼儿的生理与心理需求,建立安全的亲子依恋关系。即使照护者很忙,也可以通过目光、微笑、点头、问候等告诉婴幼儿家人在关注他 / 她;照护者和家庭成员采用一致的养育态度和行为对待婴幼儿。根据婴幼儿的发育水平,引导和培养其自理生活能力和良好的行为习惯。例如,7~9 月龄开始学习固体食物的咀嚼、吞咽技能;10~12 月龄学习抓食,用杯饮;1 岁半左右可以让幼儿练习用匙进食,学习脱袜子、脱鞋,练习示意大小便;15~24 月龄学习排便控制和如厕训练;鼓励 2 岁以上的幼儿帮助家长做一些简单的家务活动,如收拾玩具、扫地、帮忙拿东西等。对婴幼儿每一次努力都给予具体而有针对性的表扬。如出现无理哭闹等不适宜的行为时,可采用消退(不予理睬)或转移等行为矫正方法,让幼儿懂得日常行为的对与错,逐步养成良好的行为习惯。

5.2.2 玩耍与游戏 婴幼儿在日常生活的玩耍与游戏活动中获得身体运动和手的能力、认知和社会情绪技能的发展。建议照护者在日常生活中融入玩耍,并经常开展与婴幼儿年龄相匹配的游戏活动。提供适合的场地、玩具或家常物品,让婴幼儿自由地探索和玩耍,引导其锻炼视觉、听觉、触觉、身体力量、灵活性和协调性及手眼协调等能力,如给新生儿做抚触,让婴儿抓取毛绒球,敲打、套叠塑料杯、碗,在地板上俯趴、翻滚、爬行,拉物站立、扶物行走;根据年龄发展与婴幼儿一起玩藏找东西、躲猫猫、假扮不同人物或场景等亲子互动游戏,促进其认知、社会交往和情绪情感等能力的发展;经常带婴幼儿接触大自然,在自然环境中跑、跳、踢球,和幼儿一起探索自然界的事物或现象,激发其好奇心与探索欲望。包容婴幼儿玩耍过程中的敲打、摔、扔，弄脏衣物或身体甚至破坏物品的探索行为，培养其活动后自我清洁和整理的良好习惯。

5.2.3 **交流与语言** 从小给婴儿创造丰富的交流环境，如及时回应婴儿的发音、模仿婴儿发声以鼓励婴儿发音，达到“交流应答”的效果。培养婴儿对语言的理解能力，将实际物体、动作、指令等与语言相联系。如在婴儿期经常叫婴儿名字、指着家中物品告诉他 / 她物品的名称，边挥手边说“再见”。经常同婴儿交流、引导婴儿发“baba”“mama”等语音，提高其对发音的兴趣。1 ~ 2 岁是儿童语言发展最快的时期，鼓励幼儿说出身边物品名称、短语，鼓励用语言表达需求和参与简单对话。经常与幼儿一起看图画内容、讲故事、听儿歌，教幼儿指认书中图画和身体部位，鼓励幼儿回答简单问题、复述简单故事、讲述图画内容，教幼儿说歌谣、唱儿歌。

5.2.4 **资源与机会** 所有婴幼儿都有发展的权利。提供良好的早期学习环境、资源和机会对于儿童潜能发展至关重要，特别是对来自弱势群体或有早期发展风险因素的儿童尤其重要。

早期学习的机会在日常生活中时时处处存在。即使照护者很忙碌，也可以在喂食、洗澡和其他日常家务中积极地与婴幼儿交谈和互动，每天与其创造至少 30 分钟的优质亲子共处时间；依托社区建立宝贝图书馆、玩具流动站、家长互助小组等，创造婴幼儿及其家长的交流、分享机会，力所能及地提供游戏、阅读和活动的场地和空间；使婴幼儿能普遍获得优质的托育照护服务及活动和学习资源。社区卫生服务中心、妇幼保健机构等专业机构应利用儿童健康检查等机会，为家长提供有关早期学习机会的信息、支持和咨询指导。

养育照护旨在保障儿童安全健康的同时使其获得最佳的潜能发展。本共识基于现有国内外研究证据制定，尚存在一定局限性，如对特殊类型婴幼儿少有涉及。今后有望在新的循证依据支持下进一步完善。

附录 2

婴幼儿养育照护关键信息 100 条

中国妇幼保健协会婴幼儿养育照护专业委员会

从生命开始之初，婴幼儿就需要得到良好的养育照护，包括保护和促进健康，提供充足营养，充满爱的互动和亲子关系，安全保障，并获得早期学习的机会。

健康照护篇

1. 儿童健康是一个综合概念，主要包含三个层面，即没有疾病和伤残，良好的身体和心理状态，以及发育潜力的充分发展。
2. 0 ~ 3 岁是儿童发展的关键时期，良好的养育照护为个体未来的健康、学习能力、生产力及幸福感奠定基础，其影响贯穿人的一生。
3. 照护者的身心健康、良好的情绪和一定的经济、社会保障，是为婴幼儿提供良好养育照护的重要保证。
4. 根据不同月龄婴幼儿的生理、心理特点，对其生活起居，诸如睡眠、进食、活动、如厕、洗澡等给予合理安排，以保证其生活的规律性和稳定性。
5. 从小培养良好的生活习惯，如在 3 月龄左右逐步建立规律的作息，6 月龄左右开始培养在固定时间、固定场地的进餐习惯，8 个月左右即养成整夜睡眠的习惯等。
6. 皮肤接触，母乳喂养，对婴儿的轻抚和拥抱，与婴儿面对面目光对视，以及舒缓地儿语等，对婴儿，特别是对早产儿、低出生体重儿等高危儿的大脑健康尤为需要。
7. 对早产或者低出生体重儿采用“袋鼠式护理”，包括袋鼠式体位、袋鼠式营养、袋鼠式出院，可以帮助患儿稳定生命体征，有益于母乳喂养。
8. 有身体缺陷和发育障碍的婴幼儿，需要得到更多的养育照护，并且需要为照护者提供更多养护信息和建议，为家庭提供支持。

9. 婴儿满月后，要逐渐增加到户外活动的时间，利用日光、空气和温水进行“三浴”锻炼，增强体质。“三浴”锻炼要循序渐进，持之以恒，同时注意适当防晒和安全。

10. 科学的照护行为可有效提高婴幼儿睡眠效率，保证睡眠时间。例如，在宝宝犯困的时候将其放置在小床，睡前安排 3 ~ 4 项一致的、有序的睡前活动，不宜哄拍入睡和“喂奶睡”等。

11. 1 岁以内的婴儿需进行多种形式的身体活动，如抚触、被动操、翻身，尤其鼓励其在地板上的玩耍互动，清醒时每天趴卧至少 30 分钟，可分次进行。

12. 1 ~ 3 岁幼儿每天至少有 3 小时各种强度的身体活动。身体活动可融入日常生活中，动静结合、室内活动与户外活动结合，不同形式的活动交替进行。

13. 婴幼儿每次在怀抱、手推婴儿车、童车上的持续时间不宜超过 1 小时，2 岁以内的婴幼儿不建议观看或使用电子屏幕，2 岁以上幼儿使用屏幕时间每天小于 1 小时。

14. 做好照护者、家庭和托育机构个人和环境卫生，保证整洁的环境、清洁的水源、干净的日常生活用品及玩具，尤其注意手卫生，以减少感染风险。

15. 培养幼儿良好的个人卫生习惯，包括每日早晚刷牙，饭后漱口；饭前、便后、外出回家用肥皂和流动水洗手；勤洗头、洗澡、换衣，勤剪指（趾）甲，不穿开裆裤等。

16. 托育机构严格执行卫生消毒制度，儿童生活环境及专用餐具、毛巾等生活用品应定期消毒；加强饮食卫生管理，保证食品安全与卫生；落实卫生安全防护工作，防控传染病。

17. 根据最新国家计划免疫程序，按照推荐的月（年）龄和间隔时间对婴幼儿进行疫苗接种。如经济条件许可，鼓励接种非计划免疫疫苗，以最大程度发挥疫苗效力，保护儿童健康。

18. 应用生长监测图监测婴幼儿体重、身长的增长及发育里程碑指标，在专业机构定期进行全面健康检查，评估风险性因素和保护性因素，进行早期干预和养护指导。

19. 照护培训有助于提高家庭及托育机构照护人员的养育照护知识和技能，从而为婴幼儿提供积极的、支持性的、敏感了解婴幼儿需求并及时回应的良好养育照护。

20. 提供符合婴幼儿气质类型的个性化养育照护，而不是试图改变他 / 她的性情，可减少喂养、睡眠等养育照护问题的发生，更利于其潜能发展。

21. 当照护者在照护婴幼儿感到烦恼、困难或有疑惑时，或者婴幼儿出现任何不适表现，要向专业人士咨询或及时就医。

营养照护篇

22. 新生儿出生后即刻开始母婴皮肤接触，尽早让新生儿吃到初乳，有助于尽早建立母乳喂养关系。

23. 母乳含有婴儿在最初 6 个月生长发育所需要的全部营养素，包括水分和免疫活性物质。健康新生儿出生后 6 月龄内宜纯母乳喂养，除维生素滴剂或必要的糖浆、药物外，不需要添加水和其他任何食物。

24. 母乳喂养让母婴健康受益，能提高婴儿免疫力、促进婴儿认知发育和亲子关系、减少儿童期和成年期肥胖、帮助母亲消耗脂肪及降低母亲患卵巢癌和乳腺癌的风险。

25. 婴儿良好的乳房含接和有效吸吮，按需哺乳，每天吸吮不少于 8 次，有助于母亲乳汁分泌，防止母亲乳胀，为婴儿提供充足的营养。

26. 母婴分离时，建议挤出母乳喂养婴儿。挤出的母乳存放在干净的容器或特备的“乳袋”，冰箱冷藏（4℃ ）存储不超过 48 小时，冷冻（−20℃ ）保存

2～3个月，喂养前用温水加热至40℃左右。

27. 3月龄内婴儿不分白天黑夜按需哺乳。3月龄后逐渐培养昼夜节律，避免吃奶成为伴睡条件，减少夜间哺喂次数。8月龄后形成整夜睡眠。

28. 关心哺乳期母亲的心理和健康。保证母亲愉悦的心情、充足的休息和良好的营养，给予母亲必要的支持和帮助。

29. 婴儿满6月龄（约180天）起开始添加辅食，添加辅食后母乳仍然是婴幼儿营养的重要来源，继续母乳喂养到2岁或以上。

30. 铁是6～23月龄婴幼儿容易缺乏的营养素，缺铁影响婴幼儿神经认知发育。从强化铁的营养米糊开始，逐渐添加动物类食物（如瘦肉、肝脏、家禽或鱼），以保证辅食的铁营养。

31. 辅食的质地逐渐改变，有助于口腔咀嚼功能发育和乳牙萌出。6月龄引入泥糊状食物，逐渐转为泥末状食物，至10～12月龄提供碎的、小块状或手指状食物。

32. 从一种到多种逐步引入辅食。每次只引入一样新食物，观察婴儿有无过敏或不耐受症状，待婴儿习惯数天后再引入另一种新食物，逐步完成从纯乳类的液体食物到家常固体食物的转变。

33. 婴儿适宜的辅食量和进餐频次。从6月龄1～2勺开始，逐渐增加至每天1～2餐，哺乳5次或6次；8～9月龄，每天2～3餐，哺乳4次或5次；10～12月龄，每天3餐，每餐可达1/2～2/3碗，哺乳3次或4次。

34. 保证食物的营养密度。菜泥、肉末等泥糊状、固体或半固体食物提供更多的营养成分和能量，菜汤、骨头汤等低营养密度的液体食物难以满足婴幼儿营养需求。

35. 食物多样化。每一种食物含有不同的营养成分，也没有一种食物能够单独满足6月龄以上婴幼儿所有的营养需求，故需要为婴幼儿提供多种营养丰富的食物。

36. 膳食均衡。2～3 岁幼儿膳食以粮谷类为主，适量的肉、禽、鱼、蛋类，充足的蔬菜和水果，尤其是深色蔬菜。保证足够的乳类（300～500mL）和适量的豆制品。

37. 添加维生素 D。纯母乳喂养的足月婴儿出生后 2～3 天应添加维生素 D 400IU/d，直至能从强化食品或日常阳光照射中获取足够的维生素 D。

38. 早产儿和低出生体重儿根据胎龄和出生体重及营养风险，在医生指导下强化营养，如母乳强化剂、维生素 D 和铁元素的补充等。如早产儿生后补充维生素 D800IU/d，包含从强化营养中获取的维生素 D，3 个月后改为 400IU/d。

39. 维生素 A 等营养素补充。对于膳食没有摄入足够动物性食物的 6～23 月龄婴幼儿，应通过营养补充剂或营养包增加维生素 A、铁、锌、钙等营养素的摄入。

40. 回应性喂养。需关注婴幼儿的食欲和进食信号，鼓励但不强迫进食，帮助婴幼儿形成规律的进餐时间，与家人同桌进餐。

41. 鼓励婴幼儿学习进餐技能。7～9 月龄婴幼儿开始学习固体食物的咀嚼、吞咽技能、学习抓食，10～12 月龄学习用杯饮、用勺自喂，2～3 岁自主进餐。

安全照护篇

42. 安全保障是养育照护五个相互关联、不可分割的要素之一。确保婴幼儿的身心不受伤害，是照护者基本职责之一。

43. 安全照护是指婴幼儿及其照护人生活在清洁、安全的环境中，养成良好的卫生习惯，有效防范意外伤害，避免经历各种有害打击及保障心理安全。

44. 良好的卫生习惯主要包括照护者和婴幼儿注意做好日常卫生，尤其是注意手卫生、饮用干净水及使用清洁卫生用品等。

45. 清洁环境是指婴幼儿生活在洁净的环境之中，避免接触有毒有害物品；预防和减少室内外空气污染如二手烟、三手烟；食品零危险化学品污染，如农药、居家清洁剂及环境雌激素污染等。

46. 安全环境是指细致排查生活中的安全隐患，拥有安全的活动空间和游戏空间，如厨房餐厅火源、热源安全，卫生间、阳台和庭院踩踏、坠落防护以及托育机构的安全保障措施等。

47. 心理安全主要包括关爱与陪伴，建立依恋，回应性照护，避免遭遇忽视、虐待、暴力、流离失所或冲突等有害打击。这些有害打击会对婴幼儿产生终身的不利影响。

48. 有效防范意外伤害，如跌落、溺水、交通事故、烫伤、触电等。成人的警觉性和责任感是预防儿童意外伤害的关键，科学知识的普及与安全教育同等重要。

49. 保障食品安全。食物清洁，保存在安全的温度，用洁净的水清洗食品原料，生熟食物分开、食物彻底煮熟。避免为婴幼儿提供易导致吸入或窒息的食物，如果冻、瓜子等。

50. 保障户外安全。户外活动前注意排查安全隐患，避免在具有意外伤害潜在风险的场所活动，如车道、车库或车旁、水池边等。做好户外虫咬伤或意外受伤的防护准备。

51. 保障婴幼儿乘车安全。婴幼儿乘车时使用汽车安全座椅，并避免坐在汽车前排，避免将婴幼儿单独留在车内。

52. 照护者全日观察并参与婴幼儿的活动。婴幼儿在做出不当行为时能够得到提醒，避免任何对婴幼儿的忽视、体罚、虐待、暴力或威胁行为及言语攻击等。

53. 保障照护者的心理健康，使其具有良好的情绪调控能力和教养，避免向婴幼儿发泄自己的不良情绪。为贫苦和需要帮助的家庭提供必要的经济支持和心理支持。

54. 照护人掌握基本的急救原则和方法十分必要，当婴幼儿发生意外时能够及时正确予以施救。

回应性照护篇

55. 回应性照护是要求父母及看护者能及时、恰当地注意、理解和回应婴幼儿发出的信号。回应性照护有助于促进婴幼儿认知能力与社会情感的发展。
56. 对孩子信号的恰当回应不仅要具有及时性还应具有合理性，即照护者所作出的回应要符合儿童年龄、心理发展特点及环境需求。
57. 婴儿交往最频繁的对象是母亲。母婴依恋关系是儿童最早形成的人际关系。儿童早期与母亲或照护者之间形成的关系的性质将会影响儿童以后的发展。
58. 当婴儿意识到自己表达的需求能够在合理的时间里得到恰当的回应而且感到满足时，对照护者的信任就会逐渐建立起来。
59. 婴儿与依恋对象在一起时会感到最大的舒适、愉快和安全，有了这种感受，婴儿就能安心地玩耍，克服焦虑和恐惧，去探索周围的新鲜事物。
60. 良好融洽的亲子关系建立在家长把婴幼儿当成独立的“人”平等对待的基础上，如果家长总是按照自己的意愿随意摆布婴幼儿，良好的亲子关系就难以建立。
61. 敏感、回应的照护者能及时发现婴幼儿身体不适的征兆，判断出饥饿和饱足，意识到潜在的危险，感受到婴幼儿的忧伤，并给予恰当的处理。
62. 沟通是一个双向的互动过程，在沟通中，家长要善于观察和倾听，从而了解婴幼儿在想什么，在关注什么和需要什么。
63. 喂哺过程是提供亲子互动的良好时机，喂哺时喂养者尽量与婴儿保持面对面，有充分的眼神交流和语言交流。留意观察婴幼儿的饱和饿的信号，作出恰当的回应。

64. 婴幼儿趴在母亲的腹部会通过头部、手臂和腿部向前移动至乳房，张大嘴巴、用手去触摸乳房来吃奶，这时母亲可轻轻抚摸婴幼儿并发出柔和的声音来进行回应。

65. 婴儿通过微笑、发出欢快的声音、把手伸向餐具或食物、主动张嘴表达想吃的愿望，也会通过吐出食物、用手推餐具或食物、扭头、皱眉等表达不要吃的意愿。

66. 婴儿在还没有口语表达时，更多通过自己的身体、面部表情及声音等非言语的沟通方式来发起需求和回应照护者。

67. 父母与新生宝宝的互动贯穿于所有的身体接触中，如抱着或抚摸宝宝时，给其喂奶和洗澡时。在这些身体接触中，宝宝会感受到父母的爱，发出自己的需求。

68. 哭声是婴儿表达需要和情感的重要方式。学会聆听婴儿的哭声，可以帮助照护者建立良好的回应，作为照护者应努力理解婴儿哭声的含义。

69. 婴儿发出的第一个带有社交意义的信号是微笑。照护者要对婴儿的微笑及时地作出回应，要尽情地表达喜悦与幸福的情绪，给予笑脸、开心的姿态或语调。

70. 不同的婴幼儿从周围获得信息和作出反应的方式会有所不同。照护者在日常的照料中要用心找到婴幼儿独有的互动方式，然后协调自己的方式与其互动。

71. 优质的互动时间出现在婴儿平静而专注时，可能是他喝奶后的几分钟，也可能是小睡过后的几分钟，也可能是喝奶和小睡的间隔时间等。

72. 照护者要学会追随婴幼儿的兴趣去作出回应。为了让照护者再次回应，婴幼儿会更努力地去尝试发出声音或作出动作使照护者高兴，这有助于婴幼儿的学习和发展。

73. 照护人要学着去揣测婴幼儿想要表达的内容。当婴幼儿注视着照护者或对照护者笑，或发出声音或做手势，照护人要去揣测婴幼儿想表达的意思。

74. 照护者在夸奖婴幼儿时应该尽量具体、真切，而不是笼统地夸奖，如“你真棒！”可以多尝试这样来夸奖，如“宝贝把汽车送回家了，你做得真棒！妈妈很高兴！”

75. 照护人要用积极的方式来看待婴幼儿的行为。如当婴幼儿把东西反复扔在地上时，不要认为其在搞破坏，要积极地去理解其行为，可能是在显示他 / 她的能干呢！

76. 照护者要保持平静的态度去关注幼儿的一些突发事件。如幼儿学走路摔倒后，不要急着抱起并安抚，让他 / 她尝试着去面对和调整，也许他 / 她会停止哭声，自己爬起。

77. 正确处理分离焦虑。父母离家时，婴幼儿通常会哭闹，有些父母会偷偷离开，这是不对的。提倡的做法是父母在与婴幼儿分别时坦率地说明和微笑着说声再见。

78. 让幼儿参与到日常生活中，充当父母的“小帮手”。幼儿会观察父母的言行，以后会在游戏中模仿出来。如洗衣服时，可以请幼儿把衣服放进篮子里。

79. 在 2~3 岁这个阶段，幼儿对同伴越来越感兴趣，互相模仿，逐渐开始对话，一起玩假想游戏。父母要给幼儿提供同伴游戏机会，鼓励其与同伴一起玩耍。

80. 照护者要为婴幼儿学习情绪控制做好榜样。在面对婴幼儿不当行为时，照护者不可自己先失态，不责备，不打骂，不去贬低婴幼儿，可清楚地说出自己的感受。

早期学习篇

81. 婴幼儿的学习源于家庭，始于母亲怀孕期间。为婴幼儿提供良好的促进早期学习的环境、资源和机会对于其发展至关重要，特别是对来自弱势群体的儿童尤其重要。

82. 早期学习不是单纯的知识灌输和智力开发，而是提供丰富的环境和活动，让婴幼儿不断经历和体验，开发其潜能，提升其生活技能和能力。

83. 在生命最初几年，婴幼儿的技能和能力主要是通过人际交流获得，比如微笑和眼神交流，说话和唱歌，示范、模仿和进行简单的游戏，以及“挥手”“再见”等互动。

84. 早期经历对婴幼儿的发展影响深远。对婴幼儿最具影响力的经历来自父母、其他家庭成员、照护者和以家庭为基础提供的养育养护。

85. 早期学习的机会在日常生活中时时处处存在。即使照护者很忙碌，也可以在喂食、洗澡和其他日常家务中，积极地与孩子交流和互动。

86. 让婴幼儿在家庭环境中感受到成人的关爱，用温柔的语气与其说话，经常亲吻、拥抱孩子。帮助婴幼儿学习识别他人的不同表情和情绪。

87. 给婴幼儿创造丰富的语言环境，培养婴幼儿对语言的理解能力，将实际物体、动作、指令等与语言相联系。

88. 给婴幼儿准备玩具和图书，与其进行有质量的玩耍和游戏。每天创造至少 30 分钟优质的亲子共处时间。

89. 玩具能帮助婴幼儿认识周围事物，促进智力和社会交往能力的发展。玩具的选择要符合婴幼儿的年龄特点，要具有操作性和想象力，可以取自家庭生活用品或自制。

90. 依托社区建立婴幼儿图书馆、玩具流动站、家长互助小组等，创造婴幼儿及其家长交流、分享的机会，提供儿童游戏、阅读和活动的场地和空间。

91. 早期阅读是在成人帮助下的一种视、听、说与玩相结合的活动，重在培养婴幼儿对阅读的兴趣和习惯，发展其语言和思维能力，愉悦心情，享受亲子快乐时光。

92. 家长对待婴幼儿的养育态度和行为一致，对其每一次努力都给予具体而有针对性的表扬。

93. 当婴儿出现生气、厌烦、不愉快等负性情绪时，转移其注意力；受到挫折时给予鼓励和支持。当幼儿企图做危险的活动时，及时制止。

94. 在保证安全的前提下，给幼儿自主做事情的机会，如 1 岁半左右开始锻炼用匙进食、用杯子喝水，学习脱袜子、脱鞋，练习示意大、小便等。

95. 鼓励 2 岁以上的幼儿帮助家长做一些简单的家务活动，引导他们活动后做好收拾整理。培养其独立性和自信心。

96. 充分利用生活照护的时间和婴儿说话。鼓励幼儿说出身边物品名称、短语，鼓励幼儿用语言表达需求和参与简单对话，以促进其语言的表达。

97. 提供安全的可供探索和玩耍的环境，真诚地接纳、支持和鼓励婴幼儿的探索行为，包容婴幼儿因探究而弄脏、弄乱甚至破坏物品的行为。

98. 家庭或托育机构中拥有适合 0 ~ 3 岁婴幼儿的玩具和图书数量，可以作为提供早期学习机会的重要监测指标。

99. 使婴幼儿能获得优质的托育照护服务及活动和学习资源，并利用健康检查等机会，获得有关早期学习的信息、支持和咨询指导。

100. 养育照护的本质意义是在保障婴幼儿安全与健康的同时使其潜能获得良好的发展。

参考文献

1. World Health Organization, United Nations Children's Fund, World Bank Group. Nurturing care for early childhood development: a framework for helping children survive and thrive to transform health and human potential[R]. Geneva: WHO, 2018.
2. 国务院办公厅.《关于促进3岁以下婴幼儿养育照护服务发展的指导意见》[EB/OL].[2020-03-07] http://www.gov.cn/xinwen/2019-05/09/content_5390023.htm.
3. 中国妇幼协会婴幼儿养育照护专业委员会. 婴幼儿养育照护专家共识[J]. 中国儿童保健杂志，2020，28(9)：1063-1068.
4. 中国营养学会. 中国居民膳食指南(2022) [M].北京：人民卫生出版社，2022.
5. 朱宗涵，曹彬. 儿童早期运动发展与促进 [M]. 北京：人民卫生出版社，2021.
6. 王惠珊，江帆，黄小娜，等. 0岁～5岁儿童睡眠卫生指南 [EB/OL]. 中华人民共和国国家卫生和计划生育委员会，2017.[2019-01-20]. http://www.nhc.gov.cn/ewebeditor/uploadfile/2017/10/20171026154305316.pdf.
7. 杜青，曹彬，梁菊萍，等. 儿童早期运动国际推荐和指南解读 [J]. 教育生物学杂志，2019，1 ：37-41.
8. 刘晶波. 特殊儿童早期发展支持 [M]. 南京：南京师范大学出版社，2015.